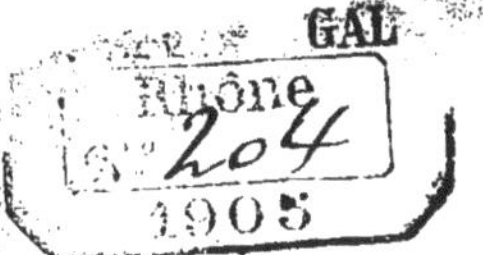

Docteur E. MALMONTÉ
Médecin Stagiaire au Val-de-Grâce

Tuberculose pulmonaire

et

Rétrécissement mitral pur

LYON. — IMP A. REY

TUBERCULOSE PULMONAIRE

ET

RÉTRÉCISSEMENT MITRAL PUR

TUBERCULOSE PULMONAIRE

ET

RÉTRÉCISSEMENT MITRAL PUR

PAR

Le Dr Emile MALMONTÉ
Médecin Stagiaire au Val-de-Grâce.

LYON
A. REY & Cie IMPRIMEURS-ÉDITEURS DE L'UNIVERSITÉ
4, RUE GENTIL, 4
1905

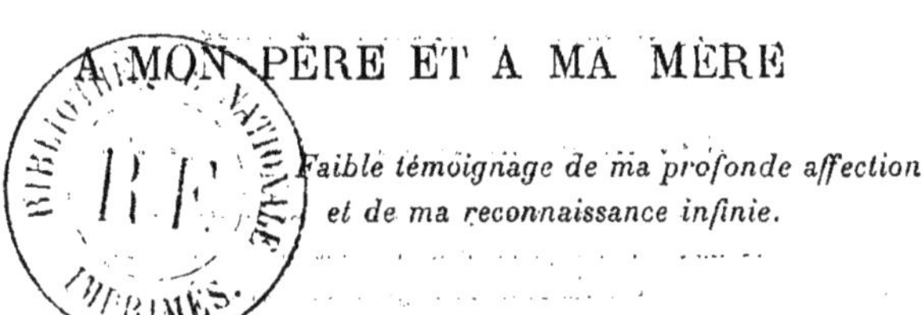

A MON PÈRE ET A MA MÈRE

Faible témoignage de ma profonde affection
et de ma reconnaissance infinie.

A MES PARENTS

A MES AMIS

A mon Président de Thèse

MONSIEUR LE DOCTEUR BONDET

Professeur de Clinique médicale à l'Hôtel-Dieu,
Membre Correspondant de l'Académie de Médecine,
Chevalier de la Légion d'honneur.

A MONSIEUR LE DOCTEUR PIÉRY

Chef de Clinique médicale à l'Hôtel-Dieu.

A MES MAITRES

De l'Ecole du Service de Santé Militaire

INTRODUCTION

Nous avons eu l'occasion d'observer dans le courant de notre année de stage dans le service de M. le professeur Bondet, quelques cas de rétrécissement mitral pur coïncidant avec une forme de tuberculose pulmonaire très bénigne. Notre attention a été attirée sur ces malades par M. le Dr Piery, qui a bien voulu nous communiquer leurs observations, en nous faisant remarquer que leur étude présenterait peut-être quelque intérêt en nous permettant d'arriver à des notions plus exactes sur les relations de la tuberculose et des affections mitrales.

Il nous a semblé nécessaire de faire précéder notre travail de l'énumération des différentes théories sur la question des rapports de la tuberculose pulmonaire et des affections valvulaires du cœur.

Nous avons ensuite étudié d'une façon particulière l'évolution anatomique et clinique de la tuberculose pulmonaire dans les lésions mitrales et nous sommes arrivé à cette conclusion que, la tuberculose se développe anatomiquement, même dans les poumons congestionnés et que l'influence d'arrêt vis-à-vis de la tuberculose pulmonaire attribuée à l'affection cardiaque est bien problématique, sinon inexacte.

Dans un troisième chapitre, nous étudions l'influence du rétrécissement mitral pur sur la tuberculose pulmonaire.

Le quatrième chapitre est consacré à l'étude de la forme de tuberculose pulmonaire rencontrée le plus fréquemment en coexistence avec le rétrécissement mitral pur : c'est une forme qui semble cadrer assez bien avec cette forme décrite par M. le professeur Bard sous le nom de « tuberculose abortive » et qui est une tuberculose d'emblée atténuée.

Dans la dernière partie de ce travail, nous montrons d'autres manifestations de tuberculose atténuée coïncidant également avec le rétrécissement mitral pur : ce qui nous amène à conclure que cette affection valvulaire reconnaît le plus souvent la tuberculose comme facteur étiologique et que cette tuberculose qui lui donne naissance est toujours une tuberculose à forme atténuée.

Mais avant d'entreprendre ce petit travail, nous sommes heureux de saisir l'occasion qui nous est offerte de témoigner notre reconnaissance à tous nos maîtres dans les hôpitaux.

Et tout d'abord, nous nous adresserons à nos premiers maîtres de la Faculté de médecine de Nancy, qui ont guidé nos premiers pas dans l'étude de la médecine. Nous garderons d'eux le meilleur souvenir.

Notre reconnaissance est acquise à M. le Dr Piéry. Durant notre année de stage dans le service de M. le professeur Bondet, il s'est toujours montré très prodigue de ses bons conseils. Qu'il nous permette de le remercier ici de l'amabilité avec laquelle il n'a cessé de nous accueillir et de la sympathie qu'il nous a toujours témoignée. C'est à lui que nous devons le sujet de cette thèse.

Nous prions M. le professeur Bondet d'agréer nos remerciements pour le grand honneur qu'il nous fait en acceptant la présidence de notre thèse.

TUBERCULOSE PULMONAIRE

ET

RÉTRÉCISSEMENT MITRAL PUR

CHAPITRE PREMIER

RAPPORTS DE LA TUBERCULOSE PULMONAIRE ET DES AFFECTIONS VALVULAIRES DU CŒUR. EXAMEN DES THÉORIES

Résumé : Théories cherchant à établir l'antagonisme entre les cardiopathies valvulaires et la tuberculose pulmonaire :

1° Théorie de Rokitansky : Veinosité du sang ;
2° Théorie de Pidoux : Incompatibilité entre la diathèse arthritique, rhumatismale et la tuberculose ;
3° Théorie de Peter : Suractivité fonctionnelle des sommets dans le cas de lésion mitrale ;
4° Théorie de Potain et Lépine : Propriétés bactéricides du sérum sanguin ;
5° Théorie de Tripier : Hypertrophie du cœur.

Insuffisance de ces théories pour expliquer la bénignité de la tuberculose pulmonaire coïncidant avec le rétrécissement mitral pur.

On sera probablement étonné de nous voir dans ce chapitre traiter encore des rapports de la tuberculose et des cardiopathies valvulaires, spécialement des lésions mitrales, et, après tout ce qui a déjà été écrit sur cette question, cette partie de notre ouvrage pourra peut-être paraître superflue. Mais nous croyons que l'étude de l'opinion des différents auteurs sur ce sujet est sinon indispensable, du moins utile, car dans la suite nous aurons besoin de nous appuyer sur la critique de certaines théories pour interpréter des faits que nous essayerons de faire ressortir.

On sait, en effet, que jadis la question de l'antagonisme de la tuberculose et des affections du cœur avait beaucoup passionné les esprits. L'observation incomplète ou plutôt l'interprétation inexacte des faits firent qu'au début on voulut établir entre la tuberculose et les cardiopathies une incompatibilité absolue. Depuis cette époque, nombreuses furent les théories proposées par les divers auteurs pour expliquer ce qu'on croyait être une réalité clinique. Nous verrons par la suite qu'avec des observations mieux étudiées et des vérifications anatomiques à l'appui, on en vint non pas à nier ce qui jadis était considéré comme une loi, mais tout au moins à restreindre à une catégorie de lésions cardiaques, ce qu'on croyait exister dans tous les cas de cardiopathies coïncidant avec la tuberculose.

Laënnec, dans son *Traité de l'auscultation médiate*, envisageant les rapports qui existent entre les appareils circulatoire et respiratoire, disait que « les maladies dyspnéiques et qui durent longtemps s'accompagnent souvent de lésions du cœur : ainsi, la phtisie et l'emphysème » et, plus loin, il ajoutait : « Lorsque les maladies du cœur coïncident avec la pleurésie chronique, la phtisie, et, si l'on étudie avec soin l'histoire du malade, on verra presque toujours que la maladie du cœur est consécutive. » On voit que Laënnec ne fait allusion ici qu'aux altérations mécaniques du cœur dues aux affections pulmonaires.

Mais Rokitansky, se plaçant à un point de vue général, posa en principe l'antagonisme absolu entre les affections du cœur et la tuberculose pulmonaire. Il prétendit que « c'était par la veinosité spéciale du sang que les affections cardiaques s'opposaient au développement de la tuberculose ». Et, comme le dit P. Teissier, cet antagonisme que le maître avait posé comme une vérité absolue, fut admis à peu près sans conteste. Développé par ses élèves qui le commentent en lui donnant une signification plus absolue encore, il acquiert aux yeux de tous force de loi. Mais il n'est pas difficile de voir que la raison qu'avait invoquée cet auteur ne peut plus être admise à l'heure actuelle, car nous savons qu'il n'est pas de lésions du cœur qui occasionnent une veinosité du sang aussi grande que les lésions du cœur droit, congénitales ou acquises ; ainsi, la persistance du trou de Botal, la perméabilité du canal artériel..... Et cependant, il est démontré que chez les malades présentant de telles affections, la tuberculose est fréquente. Sans vouloir aller toutefois jusqu'à dire que ces lésions où la veinosité du sang est très grande prédisposent fatalement à la tuberculose, nous pouvons néanmoins avancer qu'elles sont loin d'être un obstacle à l'apparition de cette même tuberculose.

Traube, de son côté, avait émis l'hypothèse que, par suite de la gêne de circulation qui existe dans les veines pulmonaires, il y avait production d'une transsudation séreuse très abondante. « Le produit d'une pneumonie tuberculeuse, dit-il, se distingue de celui d'une pneumonie ordinaire par la faible proportion de liquide qu'il contient. Cette sécheresse paraît la cause de la métamorphose caséeuse. »

Pidoux, peu après, dans ses *Etudes générales et pratiques sur la phtisie*, en 1874, attribuait à la diathèse des cardiaques leur « immunité » contre la tuberculose. Parlant des cardiopathies et de la tuberculose, il écrivait les lignes suivantes : « L'existence simultanée des deux affections n'est pas commune, ce qui prouve déjà leur antagonisme... On ne voit jamais la phtisie avec la goutte ou avec le rhumatisme franc. Jamais non plus les affections mitrales ne s'observent chez les phtisiques lorsqu'elles sont dans leur âge d'accroissement et de vigueur. De plus, quand on observe cette coïncidence, l'évolution de la cardiopathie retarde l'évolution de la phtisie. » Pour Pidoux, une pareille antipathie provenait donc de la composition essentiellement différente des humeurs de l'organisme dans les deux affections.

A la même époque, Louis, dans ses *Recherches anatomo-pathologiques sur la phtisie*, affichait également une opinion analogue ; c'est ainsi qu'il écrivait : « Dans aucun cas nous n'avons trouvé de lésions organiques dans la paroi de l'une ou l'autre cavité du cœur. »

Raynaud, dans son article *Cœur*, du Dictionnaire de Jaccoud, faisait des maladies du cœur des affections de nature exclusivement rhumatismale et, à cette époque, nous le savons, tuberculose et rhumatisme étaient considérés comme des diathèses incompatibles. C'est pourquoi il voyait également un antagonisme presque absolu entre les cardiopathies et la tuberculose.

Cette théorie, toutefois, ne peut plus nous satisfaire à l'heure actuelle. Pidoux est trop affirmatif ; sa théorie implique un antagonisme absolu, ou du moins dans le cas de coexistence de ces deux sortes de maladies, l'affection du cœur ne devrait jamais reconnaître le rhumatisme comme facteur étiologique, mais il n'en est pas ainsi en réalité. Chacun sait, en effet, que la tuberculose peut se développer chez les arthritiques (chose que Pidoux reconnaît du reste lui-même), puisque beaucoup d'auteurs en font même une variété spéciale au point de vue de son évolution clinique. LAPEYRE rapporte du reste dans sa thèse plusieurs observations de tuberculose pulmonaire chez des sujets nettement arthritiques et ayant présenté à plusieurs reprises des attaques de rhumatisme articulaire aigu.

D'autre part, les essais tentés pour identifier, au point de vue de leur nature, le rhumatisme et l'arthritisme, ne sont pas probants, car l'arthritisme est une affection « sur la délimitation de laquelle personne ne s'entend » et, de plus, d'après les recherches d'Achalme et Thiroloix, on est plutôt porté à séparer l'arthritisme du rhumatisme pour faire de ce dernier une maladie infectieuse. Le Dr CLARAC, dans sa thèse de 1893, a bien essayé aussi de montrer que la tuberculose n'évoluait pas chez certains cardiaques : pour lui, c'est bien plutôt à cause de leur tempérament rhumatisant qu'à cause de leur lésion mitrale. Il cherche à expliquer l'incompatibilité de Raynaud en opposant à la diathèse alcaline des tuberculeux la diathèse acide des rhumatisants. Mais une tuberculose qui affecte une allure si torpide soit-elle, n'en existe pas moins et, d'autre part, nous croyons avec P. Teissier que l'auteur, en faisant des cardiopathies des affections d'origine exclusivement rhumatismale, « pèche par excès de généralisation ».

M. Drouin, d'autre part, dans sa thèse de doctorat de la même année, montre que l'alcalinité du sang ne diminue d'une façon sensible chez les tuberculeux qu'à la période de cachexie, ce que du reste on peut observer d'une façon générale dans toutes les cachexies.

Mais, en dépit de ces affirmations de Pidoux et de Raynaud, les auteurs ne devaient pas tarder à prouver que la coïncidence des affections valvulaires du cœur et de la tuberculose était une chose moins rare qu'on l'avait cru jusqu'alors. La réalité de ce fait nous apparaît bien dans les statistiques de Frommolt, qui a beaucoup contribué à ébranler la théorie de Rokitansky dans ce qu'elle avait d'absolu. Rappelons-nous toutefois qu'avant lui, Traube avait déjà fait une réserve pour des lésions mitrales.

Peter, lui aussi, se montra un adversaire de la loi de Rokitansky dans ce qu'elle avait d'exclusif. Il accorde bien aux lésions mitrales une influence d'arrêt sur le développement de la tuberculose pulmonaire. Néanmoins, pour lui, « l'immunité des sommets pulmonaires pour les tuberculeux au cas de maladie du cœur n'a rien d'absolu ». Il prétend que si la tuberculose se localise de préférence aux sommets, c'est que l'air y arrive moins facilement que dans les lobes inférieurs, par le fait même de la distribution anatomique des bronches ; si le sommet est mal ventilé, cela tient à la disposition horizontale des côtés qui empêche leur déplacement en les obligeant à rester immobiles. Et, pour Peter, « la partie la moins fonctionnante d'un organe ou d'un appareil organique était celle qui se tuberculisait le plus vite, le plus fort et parfois la seule qui se tuberculisât, ainsi dans le poumon le sommet ».

On sait, en effet, que la tuberculisation des sommets est un fait d'observation courante, et aujourd'hui chacun admet que c'est par suite d'un fonctionnement moindre et par suite d'une vitalité moindre que cette partie de l'appareil pulmonaire se tuberculise le plus faiblement. Or, dit Peter, que ce fonctionnement, cette vitalité des sommets viennent pour une raison quelconque à être activés, leur tendance à la tuberculisation disparaîtra, et c'est précisément ce qui a lieu au cas de maladie organique du cœur.

Cette vitalité des sommets pulmonaires se trouve suractivée quand une cardiopathie produit la congestion des bases et oblige le malade « à utiliser la totalité de sa surface respirante ». Or, de toutes les cardiopathies, ce sont précisément les lésions mitrales, dont nous nous occupons en ce moment, qui produisent le plus de troubles circulatoires et qui, par cela même, devraient opposer à la tuberculose l'obstacle le plus sérieux. Toutefois, pour Peter, ces lésions n'agissent pas ainsi dès le début vis-à-vis de la tuberculose; au début de la lésion, en effet, quand il n'y a pas de troubles circulatoires, c'est-à-dire pendant la période de compensation, il n'y aurait aucune immunité; de même que, à la période d'asystolie, l'organisme étant dans un état d'affaiblissement et d'asthénie très marqués, n'en serait que plus prédisposé à contracter la tuberculose. En outre, continue Peter, « si la mauvaise constitution, la cachexie diathésique ou les causes accidentelles, telles que la misère, la mauvaise hygiène..... l'emportent, la tuberculisation pourra se réaliser ». Ainsi donc, avec Peter, nous sommes bien loin de l'antagonisme absolu de Rokitansky: il est bien réduit.

Et cependant, cette théorie de la suractivité fonctionnelle des sommets n'explique pas pourquoi, chez la femme, qui respire suivant le type costal supérieur ,la tuberculose est aussi fréquente que chez l'homme. De plus, on sait, depuis les recherches de Hanau, que l'inspiration est plus forte aux sommets pulmonaires, ce qui facilite l'appel des germes. Remarquons aussi en passant que le sommet étant presque constamment un siège d'emphysème, cela ne peut évidemment s'interpréter que dans un sens d'activité très grande de la part de cette partie du poumon. Peter nous cite du reste lui-même, dans une de ses cliniques, un cas de tuberculose qui évolue en dépit de la stase des bases pulmonaires et de l'ascite: conditions qui, cependant, favorisent au plus haut point la suractivité fonctionnelle des sommets. De plus, Heftler, Lapeyre et Fossier, dans leurs thèses, nous citent d'assez nombreuses observations où on peut observer l'existence d'une tuberculose au sommet, en même temps que l'existence d'une lésion mitrale.

Plus tard, on a cherché à attribuer aux affections mitrales un autre mode d'action vis-à-vis de la tuberculose. Pour Potain et M. le professeur Lépine, en effet, la congestion pulmonaire liée à la cardiopathie mitrale, est un obstacle à l'envahissement du poumon par la tuberculose. Pour ce dernier auteur, le sérum sanguin est doué de propriétés bactéricides qui entravent la prolifération du bacille de Koch. « Je soutiens depuis longtemps, dit M. Lépine, que l'imbibition du poumon par le sérum met obstacle à l'évolution de la tuberculose pulmonaire. »

Pour Meisenburg, également, les lésions mitrales seraient défavorables à l'éclosion de la phtisie : il y aurait chez les mitraux une immunité relative qu'il attribue à l'élévation de la pression veineuse, à la diminution de l'apport sanguin, au ralentissement du cours du sang et aux modifications chimiques de celui-ci sous ces diverses influences. Pour lui, en effet, l'hypérémie stasique dans les tissus et l'augmentation de l'alcalinité du sang sont des facteurs qui ne sont peut-être pas à négliger. Nous étudierons dans le chapitre suivant quel est le bien fondé de cette hypothèse.

Enfin, M. Tripier pense qu'il faut chercher dans l'hypertrophie du cœur la raison de l'obstacle apporté par la lésion orificielle au développement de la phtisie. Les observations de M. Tripier, consignées dans la thèse d'un de ses élèves, le Dr Caënens, où l'on remarque de nombreux cas d'hypertrophie du cœur, coïncidant avec une tuberculose légère du poumon , pourraient à la rigueur entraîner notre conviction et nous amener à partager ses idées ; mais, très souvent aussi, on a l'occasion de rencontrer des cas de tuberculose légère coexistant avec des cœurs plutôt petits ; c'est ainsi que, dans le plus grand nombre des observations de Frommolt, on voit l'hypertrophie du cœur existant en même temps que des cavernes pulmonaires. De plus, il est des cas où, en dépit de l'hypertrophie cardiaque, la tuberculose n'en a pas moins continué son évolution. Cette hypothèse ne saurait surtout être invoquée lorsqu'il s'agit de rétrécissement mitral pur, car, comme l'a fort bien remarqué le professeur Potain, « le rétrécissement mitral pur est l'affection du cœur qui provoque le moins souvent l'hypertrophie ;

d'autre part, dans les lésions aortiques où il existe cependant une hypertrophie considérable, la tuberculose évolue en général rapidement ».

Telles sont les différentes théories sur lesquelles on s'est basé pour établir l'antagonisme entre les cardiopathies mitrales et la tuberculose pulmonaire et qui ont été invoquées pour expliquer également la bénignité particulière de la tuberculose pulmonaire coexistant avec le rétrécissement mitral pur.

Nous avons pu voir dans ce court exposé qu'il n'y a pas d'incompatibilité absolue entre la tuberculose pulmonaire et les lésions mitrales. Si, par contre, nous voyons dans le rétrécissement mitral pur la tuberculose revêtir une forme particulièrement atténuée, les théories énoncées plus haut sont insuffisantes à nous en donner la raison véritable.

CHAPITRE II

EVOLUTION ANATOMIQUE ET CLINIQUE DE LA TUBERCULOSE CHEZ LES CARDIAQUES

Résumé : La tuberculose pulmonaire peut survenir chez les cardiaques.

Les lésions bacillaires y affectent les mêmes dispositions que chez les tuberculeux vulgaires.

Il ne semble pas que la présence de la lésion mitrale, par la congestion qu'elle produit, soit un obstacle au développement de la tuberculose pulmonaire.

Après avoir énuméré rapidement les opinions des divers auteurs en ce qui concerne les rapports des affections mitrales et de la tuberculose pulmonaire, nous sommes arrivé à cette conclusion que ces cardiopathies sont loin d'être un obstacle à l'éclosion de la tuberculose chez les individus qui en sont porteurs.

De plus, il ressort de presque toutes les statistiques rapportées par les auteurs que ce sont encore les lésions mitrales qui sont le plus souvent associées à la tuberculose pulmonaire, et cependant il est manifeste que chez les mitraux la prédisposition à faire de la congestion passive du poumon existe plus que chez les aortiques.

Nous allons, du reste, examiner si cette tuberculose contractée par les sujets porteurs de lésions mitrales d'origine rhumatismale ou infectieuse quelconque est distincte de celle que l'on voit évoluer habituellement chez les sujets indemnes de lésion valvulaire. Nous étudierons quelle sera son évolution anatomique et clinique.

D'après la théorie de Peter, qui nous présente le sommet pulmonaire comme relativement préservé de la tuberculose par le fait de la suractivité fonctionnelle due à la congestion des bases, nous ne devrions y rencontrer aucune lésion tuberculeuse en évolution ou tout au moins les lésions devraient y être peu accentuées. Et cependant, dans les statistiques de Frommolt, dans les nombreuses observations de Heftler, de Lapeyre, de Caënens, de Fossier, nous pouvons voir que, comme chez les tuberculeux vulgaires, la bacillose envahit le poumon en frappant d'abord le sommet. Ici encore, dans l'immense majorité des cas, la première *loi de Louis* se vérifie : « Les tubercules siègent primitivement au sommet des poumons et ils y sont toujours plus avancés qu'à la base ; ils envahissent le reste de l'organe en suivant une marche descendante. »

Mais pouvons-nous, d'autre part, rencontrer des formations tuberculeuses à la base, c'est-à-dire en des points qui, chez les cardiaques, sont le plus souvent le siège de congestion passive. Pour cela, il suffit de consulter les thèses des auteurs cités plus haut et qui se sont déjà occupés de la question et nous y verrons qu'on a signalé soit par les signes stéthoscopiques pendant la vie, soit par les vérifications anatomo-pathologiques la présence de productions tuberculeuses à évolution plus ou moins avancée dans cette partie du poumon. Et ce ne sont pas toujours des granulations naissantes plus ou moins volumineuses que l'on rencontre dans les régions inférieures du poumon ; mais aussi des tubercules caséeux jaunâtres, isolés ou conglomérés, de manière à former des nappes ou des blocs caséeux, et quelquefois même des cavernes plus ou moins considérables communiquant souvent les unes avec les autres.

Ainsi donc, dans ces poumons de cardiaques et malgré l'hypérémie congestive qui souvent remonte très haut, nous pouvons observer toutes les étapes du processus tuberculeux. Chez les mitraux donc, on peut rencontrer toutes les formes cliniques de la tuberculose pulmonaire: forme granulique, forme fibreuse, forme fibro-caséeuse, et forme commune aboutissant à la production des cavernes.

Ces poumons de cardiaques tuberculeux se présentent donc à nous sous un aspect qui ne diffère en rien de celui que nous offrent les poumons de tuberculeux vulgaires : la présence de congestion et quelquefois d'infarctus est quelquefois la seule caractéristique des premiers.

De plus, trouvons-nous dans l'évolution clinique de cette tuberculose quelque chose de particulier à signaler ? A quelle époque apparaît-elle ? A-t-elle un mode de début spécial ? Diffère-t-elle de par son évolution de la tuberculose vulgaire ? Ce sont autant de points que nous allons examiner.

Au point de vue de l'époque de son apparition y a-t-il quelque élément capable de nous fournir un argument en faveur de l'influence défavorable de la lésion mitrale vis-à-vis de la tuberculose pulmonaire ? Les partisans de l'incompatibilité relative entre ces deux affections prétendent que le développement de la tuberculose n'est possible que lorsque l'affection du cœur est encore bien compensée. Selon eux, en effet, il faut distinguer dans la cardiopathie entre la *lésion* du cœur et la *maladie* du cœur. Dans la *lésion* du cœur, en effet, « il n'y a pas de modifications profondes dans l'état du cœur et de la circulation », tandis qu'au contraire dans la *maladie* du cœur, « il y a une hypertrophie du cœur avec troubles circulatoires qui font appeler pendant la vie les malades des cardiaques ». De cette façon, la lésion du cœur est incapable d'empêcher le développement de la phimatose; à la maladie de cœur seule une fois constituée, avec ses différents troubles circulatoires, tels que les œdèmes, les congestions, serait dévolu le rôle d'obstacle à l'évolution de la tuberculose. Certains auteurs prétendent que, si pendant la période asystolique la tuberculose peut frapper le cardiaque mitral, cela est dû à l'état d'affaiblissement et d'asthénie de l'organisme qui, dans cet état, est loin de constituer vis-à-vis de la tuberculose un état de quasi-immunité, mais n'est au contraire que plus apte à contracter cette maladie.

Qu'en conclure alors, sinon que la tuberculose peut atteindre le mitral tout aussi bien au commencement qu'à la fin de sa maladie et qu'à aucune des périodes de sa cardiopathie, il ne doit se considérer comme préservé de par le fait de la lésion orificielle, de l'infection tuberculeuse. Du reste, Potain l'avoue lui-même : « Un cardiaque est aussi exposé que qui que ce soit à faire de la tuberculose. » Et ceci ressort aussi de la constatation que nous avons déjà faite que les maladies mitrales avec tout leur cortège de troubles périphériques, plus accusés que dans aucune autre lésion valvulaire, sont aussi celles où il est donné de rencontrer le plus fréquemment la tuberculose. De plus, les observations où on relate le fait d'individus en période presque asystolique devenir bacillaires ne sont pas rares. Fossier cite même dans sa thèse le cas d'un malade qui, à ce sujet, est des plus concluants : ce dernier est, en effet, devenu phtisique en pleine période de maladie du cœur (au sens que dans le cas particulier nous attribuons à ce terme) et chez qui on note, outre la lésion orificielle, de l'hypertrophie du cœur, de la congestion du foie et des poumons, de l'œdème des extrémités, c'est-à-dire tous les troubles qui devraient assurer à ceux qui en sont atteints un état presque réfractaire à la tuberculose.

Voyons maintenant comment débute cette tuberculose. Si nous compulsons les observations publiées dans les thèses de Heftler, Lapeyre, Coulbeaux, Fossier, nous remarquons que, le plus souvent, c'est insidieusement, sans éveiller l'attention du médecin que se déclare la bacillose. C'est ainsi que, chez les mitraux facilement essouflés, nous voyons des bronchites répétées se succéder par poussées intermittentes ; souvent, il y a une petite toux sèche en même temps que redouble l'oppression par le fait du moindre exercice. Il y a de temps à autre des poussées de congestion pulmonaire avec des foyers mobiles de râles sous-crépitants et en même temps se produisent des hémoptysies : tableau qui ne frappe pas l'esprit, car ces phénomènes peuvent, jusqu'à un certain point, être rencontrés chez les sujets atteints de sténose de l'orifice auriculo-ventriculaire gauche et on les attribue aux accidents broncho-pulmonaires dus à la maladie cardiaque. Quelquefois même, l'amaigrissement et les sueurs nocturnes sont mis sur le compte du rétrécissement mitral observé et l'esprit non prévenu ne songe pas à rechercher la tuberculose. Quelquefois, il faut faire remonter le début de cette tuberculose à une attaque de grippe ou à ces poussées congestives qui sont souvent le point de départ occasionnel ou la condition déterminante de la phtisie pulmonaire. Cela est surtout vrai pour les individus qui ont un terrain héréditairement prédisposé à la bacillose et chez qui ces causes phlogogènes ne font que faciliter la prolifération du bacille de Koch. C'est un point que M. le professeur Mayet a bien étudié en montrant que, sur 167 cas de phtisie pulmonaire, 52 étaient attribuables d'une façon certaine ou très probablement aux fluxions broncho-pulmonaires.

Mais cette tuberculose, une fois installée sur le poumon, que va-t-elle devenir ? Son évolution sera-t-elle retardée ou accélérée ? Nous savons que la tuberculose abandonnée à elle-même a une tendance à évoluer progressivement sans qu'on puisse prévoir quelle en sera l'issue. C'est du moins une règle qui, sans être générale, n'est cependant tempérée que par un petit nombre d'exceptions, dit Marfan. C'est dire que, le plus souvent, la tuberculose est une maladie essentiellement active et que nous ne devons nullement nous étonner de la voir évoluer très souvent en dépit de l'hypérémie pulmonaire, phénomène purement passif. Hâtons-nous de dire toutefois qu'il existe dans la science quelques observations, rares il est vrai, où la bacillose coexistant avec une lésion mitrale a procédé d'une façon extrêmement lente. Ce sont précisément ces rares cas qui ont dû être interprétés dans un sens d'incompatibilité entre lésion mitrale, d'une part, et tuberculose, d'autre part. Mais ces cas sont rares en comparaison de ceux où la bacillose n'a été nullement influencée par la présence d'une lésion mitrale. C'est pourquoi dans les cas où la tuberculose a une marche favorable, nous ne pensons pas qu'il faille en attribuer le bénéfice à l'affection cardiaque ; nous croyons qu'il faut plutôt invoquer la faible virulence du germe pathogène et la résistance de l'organisme. Maintenant, en effet, que nous savons que la tuberculose est curable, il n'est pas besoin, pour expliquer cet heureux résultat, d'y voir un antagonisme quelconque : état rhumatismal ou présence de lésion mitrale. Que de fois, en effet, ne trouve-t-on pas aux autopsies de sujets morts d'une affection autre que la tuberculose pulmonaire, des signes manifestes de cette même tuberculose guérie et qui indiquent que le sujet avait eu à subir pendant sa vie les attaques du bacille de Koch, attaques dont il est arrivé à triompher par la seule résistance de son organisme.

Mais, malheureusement, en étudiant l'anatomie pathologique des lésions de la tuberculose pulmonaire chez les cardiaques, nous voyons que souvent cette tuberculose, au lieu de tendre vers la guérison, suit une marche tout à fait opposée, c'est-à-dire qu'au lieu de s'arrêter et de guérir, elle évolue fatalement vers la caséification et la formation des cavernes en dépit de tout ce qu'on croyait devoir l'entraver : congestion des bases pulmonaires et hypertrophie du cœur. Et, à la lecture des observations, on retrouve, d'une part, les signes de l'affection cardiaque en évolution : la dyspnée d'effort, les palpitations, les congestions, les œdèmes des extrémités, l'ascite, les infarctus pulmonaires, l'insuffisance du rein et, d'autre part, ceux d'une tuberculose en évolution également : la toux, l'expectoration, les hémoptysies, les sueurs nocturnes, l'amaigrissement rapide, la fièvre à grandes oscillations, les vomissements, les œdèmes, ainsi que des lésions dans d'autres parties de l'économie, indiquant que le processus bacillaire, au lieu d'être entravé par la cardiopathie, suit malgré tout une marche progressive. De ce nombre sont la tuberculose laryngée, la pleurésie, les adénopathies et les abcès froids. L'obstacle apporté par la lésion mitrale existe même si peu que, dans un cas mentionné par Fossier, la tuberculose a suivi une marche absolument fatale, à tel point qu'on a pu voir survenir la dégénérescence amyloïde s'étendant à tous les organes.

Si donc nous comparons ce tableau que nous venons de tracer, c'est-à-dire celui d'une tuberculose survenant chez un cardiaque mitral à celui d'une phtisie en évolution chez un sujet indemne de toute lésion valvulaire, il sera facile de se convaincre que la différence n'est pas si radicale qu'ont bien voulu le prétendre certains auteurs. De ce que nous avons dit plus haut, il résulte que, contrairement à l'opinion de plusieurs, l'évolution simultanée des deux affections est possible. A ce point de vue, nous nous rangeons volontiers à l'avis de Faisans, qui *déclare avoir quelque peine à admettre cette incompatibilité entre les lésions mitrales et la tuberculose. Car,* dit-il, *les cas de cardiaques devenant tuberculeux sont loin d'être exceptionnels et il n'a jamais observé pour son propre compte que la cardiopathie exerçât une action favorable ou retardante sur la marche de la tuberculose. Cet antagonisme lui paraît aussi problématique que celui que l'on a dit exister entre la tuberculose et l'asthme : on sait, en effet, combien est fréquente l'association de ces deux maladies.*

CHAPITRE III

INFLUENCE DU RÉTRÉCISSEMENT MITRAL PUR SUR LA TUBERCULOSE PULMONAIRE

Résumé : Le rétrécissement mitral pur, à début lent et insidieux, à évolution très longue, ne semble pas devoir s'opposer à la marche de la tuberculose, car la date d'apparition de ses signes périphériques a lieu très souvent tardivement.

Nous venons de voir, dans le chapitre précédent, que l'influence d'arrêt que l'on prêtait aux lésions mitrales vis-à-vis de la tuberculose, n'existait pas d'une façon aussi absolue qu'on l'avait prétendu pendant un certain temps. Or, nous verrons dans un des chapitres suivants, que la tuberculose pulmonaire rencontrée soit avant, soit dans le cours du rétrécissement mitral pur revêt presque toujours une forme atténuée et que, dès son origine, elle présente une tendance à évoluer d'une façon très lente et même à guérir souvent très rapidement. Dans les observations que nous apportons plus loin, il est souvent très difficile d'assigner au rétrécissement mitral pur, une date exacte dans son apparition, l'insidiosité des symptômes du début étant une des caractéristiques de cette cardiopathie. Mais souvent on peut s'assurer que les premiers symptômes sont postérieurs aux premières manifestations de la tuberculose pulmonaire et que, par suite, en vertu d'hypothèses précédemment formulées, l'action de la lésion orificielle doit être considérée comme étant sans influence sur la lésion pulmonaire. De plus, il faudrait, pour que la tuberculose soit arrêtée dans sa marche, que le rétrécissement mitral pur fût une affection congénitale et que, de plus, dès son apparition, il se manifestât des troubles circulatoires.

Or, le rétrécissement mitral pur est-il congénital ou acquis ? Certains auteurs avec MM. *Caubet* et *Dissiton de Gazel,* pensent que le rétrécissement mitral pur est une affection qui procède d'un arrêt primitif du développement embryonnaire, d'autres qu'il est dû à l'existence d'une endocardite fœtale. Devons-nous admettre cette opinion qui a été contestée par de nombreux auteurs ? Pour Percy Kidd, en effet, la théorie de la congénitalité du rétrécissement mitral pur est une « superstition ». Et pourtant, il n'est pas douteux qu'on a trouvé cette lésion chez les nouveau-nés. Dans ces cas, comme le fait fort bien remarquer notre camarade le Dr Crémadells « l'endocarde valvulaire présentait généralement la marque d'une inflammation chronique plus ou moins ancienne ; il peut d'ailleurs ne subsister aucun reliquat inflammatoire sans que l'on soit autorisé à nier qu'il y ait pu avoir endocardite ; on sait, en effet, que plus l'organisme est jeune, plus est grande chez lui l'intensité des échanges cellulaires et plus sont parfaits les processus de réparation ».

Toutefois, certains auteurs ont affirmé que, dans tous les cas, le rétrécissement mitral pur était une lésion congénitale. C'est ainsi que, pour Lancereaux et Letulle, la maladie de Duroziez existe toujours à la naissance

Mais de ce que cette lésion présente un début silencieux et latent, on n'est pas autorisé à considérer cette lésion comme étant de nature congénitale ; tandis qu'au contraire, en en faisant une lésion acquise produite par une détermination chronique d'emblée sur l'endocarde, il est relativement facile d'expliquer cette marche latente.

Du reste, de nombreuses preuves, bien étudiées par le Dr Crémadells, viennent à l'appui de la théorie de la non-congénitalité.

Cest ainsi que chez le fœtus et pendant la vie intra-utérine, les inflammations endocardiques n'affectent pas les mêmes localisations. On a montré, en effet (Weill, 1900) que pendant la vie intra-utérine, l'endocardite « se diffusait en localisations multiples » par suite des larges communications existantes entre les deux cœurs et de la quantité égale de travail qu'ils avaient à fournir. Mais, comme le cœur droit reçoit d'une façon plus directe les « éléments toxi-infectieux » venant du placenta maternel, il s'ensuit qu'à la naissance, c'est lui qui offre les lésions maxima. D'autre part, on note que dans le cas d'endocardite congénitale, il y a de nombreuses lésions intéressant presque tous les compartiments du cœur.

Mais après la naissance, l'inverse se passe : c'est le cœur gauche qui est soumis à un fonctionnement prédominant, aussi est-ce à son niveau que cette fois nous rencontrons les lésions les plus importantes, en vertu de cette loi de pathologie générale que *plus un organe fonctionne, plus il est destiné à devenir le siège de déterminations pathologiques*. C'est pourquoi, dans le cas de rétrécissement mitral pur non compliqué de rétrécissement tricuspidien ou d'autres lésions du cœur, il sera très logique d'attribuer à ce même rétrécissement mitral pur une origine extra-utérine.

De plus, nous devons ici encore tenir compte des constatations qu'ont pu faire les auteurs de pathologie infantile. Ceux-ci avouent, en effet, avoir rencontré très rarement l'existence d'un rétrécissement mitral pur chez les enfants de moins de six à dix ans. En supposant même que les troubles fonctionnels dus au rétrécissement mitral pur fassent défaut, les signes stéthoscopiques seraient encore suffisants pour aider à faire le diagnostic : on a pu, en effet, diagnostiquer quelquefois le rétrécissement mitral pur quelque temps après la naissance de l'enfant.

En outre, GILBERT nous a appris que lorsque chez un sujet la sténose s'est manifestée, dans l'enfance, d'une façon précoce, ce dernier est frappé d'un arrêt notable dans son développement. C'est à cet état particulier de l'organisme que cet auteur a donné le nom de *nanisme mitral*. Or, d'abord, ce fait est assez rare et plus fréquents sont les cas où le développement des individus est parfaitement normal et où on n'a pu constater dans l'enfance aucun trouble fonctionnel d'origine cardiaque. Dans ces derniers cas, il est évident que la lésion mitrale n'est apparue qu'à un âge assez avancé, tantôt au moment de la puberté, tantôt après que le développement de l'organisme a subi son achèvement complet.

De cet ensemble de considérations, il nous apparaît clairement que la théorie de la congénitalité a contre elle bien des faits. C'est pourquoi, après P. Teissier et Crémadells, nous pensons que dans la plupart des cas le rétrécissement mitral pur est une lésion acquise tandis que très rarement elle est d'origine congénitale.

Donc, le rétrécissement mitral pur est, le plus souvent, une lésion acquise et, d'autre part, dans les observations que nous rapportons, la tuberculose ayant débuté presque toujours avant ce rétrécissement mitral pur et ayant d'emblée manifesté une tendance à évoluer d'une façon bénigne, nous pensons que l'influence d'arrêt de la lésion mitrale ne peut pas être invoquée pour expliquer cette bénignité.

De plus, nous allons voir que les troubles dus à ce rétrécissement mitral pur ne se manifestent qu'assez tardivement et que, par suite, les troubles circulatoires périphériques auxquels cette lésion donne lieu, n'existent que très tard également.

On sait, en effet, qu'à côté de ces cas rares où le rétrécissement mitral pur se manifeste dans la première enfance par quelques légers signes stéthoscopiques, il est des cas beaucoup plus nombreux où c'est à l'époque de la puberté, à l'établissement des règles, que l'attention des médecins est attirée sur son existence. La sténose mitrale reste donc parfois latente pendant un temps fort variable; non seulement le médecin l'ignore, mais encore le sujet qui en est porteur. Et comme le fait remarquer G. Sée, comment pourrait-on, en effet, croire à une maladie de cœur, lorsque les signes stéthoscopiques restent incertains ; lorsque le sujet n'éprouve qu'un très léger essoufflement après une violente course et que, même il jouit d'une parfaite santé apparente, qu'il n'a jamais été malade, que seulement quelques épistaxis se sont montrées chez lui vers l'âge de neuf ou dix ans, épistaxis que la débilité de l'enfance et les troubles de la période de croissance suffisent pleinement à expliquer.

Or, cette période pendant laquelle le rétrécissement mitral pur reste latent est très variable comme durée. Il suffit de consulter les diverses observations et de chercher à quel âge les premiers accidents se sont manifestés pour nous en convaincre. Dans la publication de Durozier (1877) par exemple, nous trouvons chez les femmes : 28 cas dans lesquels le début a eu lieu de 13-35 ans, 16 cas de 35-55 ans, 1 cas à 57 ans, et chez les hommes : 9 cas de 15-35 ans, 6 cas de 35-55 ans. Il résulte donc, que, chez les rétrécis mitraux purs, la période pendant laquelle la sténose mitrale reste silencieuse est extrêmement variable comme durée, et si, dans certains cas exceptionnels, elle peut aller jusqu'à soixante ans (Duroziez), c'est souvent à l'époque de la puberté ou de l'établissement des règles qu'éclatent les premiers accidents.

Il faut donc un laps de temps assez considérable avant que cette lésion du cœur, cette *infirmité* comme l'ont appelée beaucoup d'auteurs, vienne à perdre son individualité pour se caractériser alors comme une sténose d'origine rhumatismale, par de petites crises d'asystolie avec retentissement sur le cœur droit et encombrement de la petite circulation. Que nous sommes donc loin ici de la stase veineuse générale, des œdèmes, etc. qui sont considérés par certains comme étant de nature à pouvoir enrayer l'évolution de la tuberculose. Et dans les observations où on étudie le rétrécissement mitral pur, ainsi que dans celles que nous avons pu recueillir sur ce sujet, nous voyons que le plus souvent la tuberculose est de date antérieure à l'apparition des signes du rétrécissement mitral pur et que, dès son début, elle a manifesté une tendance à évoluer vers une forme atténuée. Et, l'action d'arrêt qu'on prête au rétrécissement mitral pur, si tant est qu'elle existe, n'aura pas eu le temps de s'exercer et pourtant la tuberculose semble guérie très souvent puisqu'on ne perçoit plus que de très légers signes au sommet, signes qu'il faut attribuer à la sclérose de guérison avec un peu d'emphysème concomitant. Cette tuberculose qui est éminemment bénigne n'est donc pas, croyons-nous, sous la dépendance de la lésion mitrale : c'est une tuberculose d'emblée atténuée.

Dans les deux observations qui suivent, nous voyons que la tuberculose pulmonaire, avant l'apparition du rétrécissement mitral pur était guérie ou montrait une tendance évidente à la guérison.

Dans la première observation due à Martin Durr, on a affaire à une malade qui meurt à 45 ans, des suites de son rétrécissement mitral pur. Or, elle déclare ne se souvenir d'aucune maladie antérieure. Et cependant, malgré ses dires, on trouve à l'autopsie, aux deux bases une importante symphyse du poumon droit et une symphyse plus petite du poumon gauche. De plus aux deux sommets on voit deux petits noyaux crétacés et une cicatrice fibreuse. Donc, on peut ici, avec Martin Durr, affirmer l'existence d'une tuberculose guérie ancienne. Or, cette tuberculose a guéri bien avant l'apparition des signes du rétrécissement mitral pur et elle a affecté une telle bénignité dans sa marche et ses symptômes qu'elle est restée complètement ignorée de la malade. Les troubles circulatoires d'origine mitrale sont apparus très tard, bien après la guérison de la tuberculose, que nous n'attribuerons donc pas à l'existence de la cardioapathie, mais à la nature même de la tuberculose qui devait d'emblée revêtir une forme particulièrement bénigne.

OBSERVATION I

(M. Martin-Durr, *Bulletin et Mémoires de la Société anatomique de Paris*, 1894.)

Quatorzième autopsie de rétrécissement mitral pur avec tuberculose ancienne guérie.

B.., Joséphine, quarante-cinq ans, lingère, entrée, le 13 décembre 1893, salle Piorry, n° 14, dans le service du professeur Potain, à l'hôpital de la Charité.

A. H. — Mére morte à trente ans, épileptique.

A. P. — Nie toute maladie antérieure. Réglée à quatorze ans, toujours régulièrement. Les premiers malaises remontent à deux ans, époque à laquelle elle commence à souffrir de palpitations et de violents battements de cœur. Elle se refroidit facilement et elle est alors prise d'une faiblesse générale qui empêche tout effort et amène une anhélation considérable.

Le 14 décembre, pâleur extrême. Anhélation continue. Se plaint de palpitations. Il n'existe pas d'œdème. Léger nuage l'albumine dans l'urine. Tachycardie extrême qui gêne l'auscultation. Pulsations incomptables (246?), irrégulières. Cœur volumineux, premier bruit dur, précédé d'un roulement présystolique.

Matité à la base droite, jusqu'à l'angle de l'omoplate et, à ce niveau, absence des vibrations thoraciques et absence du murmure vésiculaire.

Le 9 décembre, le roulement présystolique persiste, le premier bruit est resté dur, mais on parvient à entendre un dédoublement du second bruit.

La malade passe par des alternatives d'amélioration et d'aggravation. La digitale, pas plus que le strophantus, ne produisit d'effet persistant. Un état nauséeux perpétuel accompagnait une tendance à la somnolence et à l'engourdissement. La faiblesse était extrême et la peau donnait une sensation de refroidissement.

Mort en asystolie, le 9 février 1894.

Autopsie. — Pas de liquide dans la cavité abdominale. Pas de traces de péritonite. Diaphragme abaissé du côté gauche jusqu'à la septième côte. Les deux poumons sont écartés, celui du côté droit atteint de symphyse pleurale totale, celui du côté gauche adhérent au niveau de sa base et de son bord postérieur.

La pointe du cœur n'est pas recouverte par le poumon gauche. Le péricarde renferme un demi-verre de liquide clair. Le cœur est dilaté, rempli de caillots. gros comme les deux poings du sujet. Toutes les valvules sont suffisantes à l'épreuve de l'eau, à l'exception de la tricuspide.

La mitrale, manifestement rétrécie, présente la forme d'une fente en boutonnière laissant passer l'extrémité du petit doigt et présentant 55 millimètres de périmètre. Le cercle d'insertion de la valvule ne paraît pas modifié, il est très bien marqué et a 14 centimètres de périmètre. Le rétrécissement est formé par la soudure des commissures des valves. Celles-ci, néanmoins, restent souples et peuvent s'appliquer l'une contre l'autre ; les cordages tendineux sont épaissis et raccourcis.

Sigmoïdes aortiques normales. Quelques points d'athérome très peu marqués au niveau des sigmoïdes. Coronaires perméables.

La tricuspide paraît insuffisante à l'épreuve de l'eau. Pas de végétations d'endocardite ancienne ou récente.

Sigmoïdes pulmonaires sans lésions. La pointe est formée par les deux ventricules. Epaisseur du ventricule gauche, 1 centimètre ; du ventricule droit, 5 millimètres.

Poumon gauche : Rétracté, emphysémateux dans certaines de ses parties, présentant, au niveau de son sommet, une *cicatrice fibreuse* au centre de laquelle on trouve un *tubercule crétacé*. Ce tubercule est gros comme une grosse tête d'épingle. On remarque à son voisinage un *autre tubercule pareil*.

Poumon droit : Atteint de *symphyse pleurale*, présente de même, au niveau de son sommet, *deux tubercules fibreux*, l'un gros comme une tête d'épingle, l'autre un peu plus gros. Le centre du plus petit de ces tubercules est *crétacé*. La base de ce poumon est comprimée par le *tissu fibreux de la plèvre épaissie*.

Réflexion.— « Cette femme de quarante-cinq ans, morte de rétrécissement mitral pur, ne se souvenait d'*aucune maladie antérieure*. Malgré cela, nous avons trouvé aux deux bases une importante symphyse du poumon droit et une symphyse plus petite du poumon gauche et de plus, aux deux sommets deux petits noyaux crétacés et une cicatrice fibreuse assez étendue. Nous pouvons donc affirmer l'existence d'une tuberculose guérie ancienne, si ancienne que la malade n'en a pas conservé de souvenirs, si ancienne donc que cette maladie a dû exister dans tout la première enfance.

« Il a donc existé dans toute la première enfance des lésions de tuberculose pulmonaire assez étendues, puisqu'elles occupent les deux poumons. »

Dans une autre observation que nous avons empruntée à la thèse de notre ami le Dr Crémadells, il s'agit d'une malade dont les premiers symptômes de lésion pulmonaire remontent à l'âge de seize ans. D'autre part, ce n'est que seize ans après que l'attention fut attirée du côté de son cœur dont l'examen révéla l'existence d'un rétrécissement mitral pur. Or, pendant seize ans, les signes de tuberculose pulmonaire ont semblé tout d'abord rester stationnaires et régresser ensuite bien avant que se soient manifestés les troubles circulatoires dus à sa lésion cardiaque. Dans cette observation, comme dans la précédente, nous pouvons conclure à *l'origine tuberculeuse de la lésion mitrale* et ensuite à l'existence d'une tuberculose d'emblée atténuée et ayant manifesté, dès le début, une tendance à la guérison.

OBSERVATION II

(Thèse Crémadells, obs. V.)

Tuberculose abortive. — Rétrécissement mitral pur.

C..., Marie, trente-trois ans, domestique.

A. H. — Entachés de tuberculose. Le père tousse. La mère tousse également et a eu de nombreuses hémoptysies.

A. C. — La malade est la seconde enfant, l'aînée est vivante. Quatre enfants, nés ensuite, sont morts jeunes, l'un à à un mois, le suivant à six mois, un autre à un an, le dernier à dix-huit mois.

A. P. — Aucune maladie infectieuse aiguë, pas de rhumatisme. Bonne santé jusqu'à l'âge de seize ans; les règles apparurent à cette époque, puis survint de l'anémie et les règles furent, depuis, irrégulières. Les premières lésions pulmonaires remontent à l'âge de seize à dix-sept ans ; la malade eut alors une affection pulmonaire qui dura deux mois et s'accompagna d'*amaigrissement* rapide. La toux est ensuite restée fréquente et s'accompagne de quelques hémoptysies.

En 1901, la malade entre à l'Hôtel-Dieu (service du professeur Renaut), à la suite d'un refroidissement, pour faiblesse générale, toux et points de côté. Elle fut soignée uniquement pour *bacillose* pendant six mois. A plusieurs reprises, elle ressentit des douleurs précordiales assez vives, mais elle n'était nullement oppressée en montant les escaliers et l'examen du cœur ne décela aucune lésion valvulaire. Après sa sortie de l'hôpital, la malade eut une santé relativement bonne pendant un an et demi, mais elles présentait de la dyspnée d'effort, devait suspendre fréquemment son travail et s'arrêter en montant les escaliers; le soir, léger œdème malléolaire disparaissant le matin.

En juin 1902, un médecin reconnut une affection cardiaque; la malade avait alors des vertiges, qui sont devenus de plus en plus fréquents.

Etat actuel. — La malade rentre, en février 1903, à l'hôpital de la Croix-Rousse (service du Dr Bret) pour oppression continuelle, exacerbée au moindre effort. Son état général n'est pas mauvais, mais elle est somnolente et ne sort de son obnubilation que lorsqu'on lui parle ; elle souffre assez violemment de la tête et a la sensation d'un casque lui comprimant le vertex ; la douleur semble irradiée autour de la fosse temporal gauche. La malade a des périodes d'animation plus grande, lorsque la céphalée s'atténue.

Le traitement spécifique, coïncidant avec une de ces améliorations passagères, aurait pu faire croire à son efficacité ; mais la céphalée et la torpeur ont reparu avec leurs caractères habituels.

Taille au-dessus de la moyenne; facies aplati, nez écrasé de base, dentition assez bonne, voûte palatine ogivale, aucun accident de syphilis héréditaire ou acquise.

Au cœur, la pointe bat dans le cinquième espace, en dedans de la ligne mamelonnaire ; le choc en est dur et large, sans frémissement ; à l'auscultation, à la pointe, roulement présystolique, éclat du premier bruit, souffle diastolique inconstant, n'ayant pas les caractères d'un roulement ; à la base, dédoublement du deuxième bruit parfaitement net. Le pouls est petit, régulier, de faible tension, 72 pulsations à la minute.

Aux poumons, aucun râle aux sommets, mais respiration

un peu emphysémateuse; rien aux bases. Toux opiniâtre, peu d'expectoration, quelques rares crachats nummulaires.

Digestions lentes et pénibles, anorexie, pas d'albumine.

Le foie est douloureux à la pression et augmenté de volume.

Radiographie. — Le cœur est entouré d'une zone ombrée que M. Destot attribue à de l'adénopathie trachéo-bronchique ; le sommet droit est manifestement sombre; le sommet gauche est clair. Cet examen confirme la bacillose ancienne, que ne trahit plus actuellement aucun symptôme évident.

Séro-diagnostic tuberculeux. — Positif au 1/15.

Donc nous pouvons conclure à la suite de ces deux observations : d'abord à l'origine tuberculeuse du rétrécissement mitral pur puisque nous ne notons chez ces malades aucune infection dans l'enfance qui aurait pu donner naissance à une cardiopathie et, ensuite, à l'existence d'un processus tuberculeux très atténué qui tend spontanément à la guérison sans qu'il soit besoin d'invoquer une action quelconque de la part de la sténose mitrale.

CHAPITRE IV

COEXISTENCE DU RÉTRÉCISSEMENT MITRAL PUR ET DE LA TUBERCULOSE PULMONAIRE A FORME ATTÉNUÉE. — FORME ABORTIVE

Résumé : La tuberculose pulmonaire qui coïncide avec le rétrécissement mitral pur est toujours une forme bénigne, atténuée :

1° Forme abortive (le plus souvent);
2° Forme fibreuse secondaire (quelquefois).

Dès son apparition, cette tuberculose a une tendance évidente à la guérison.

A la suite du chapitre précédent, nous sommes arrivé à cette conclusion que l'influence du rétrécissement mitral pur vis-à-vis de la tuberculose était tout au moins problématique. Cela venant après ce que nous avons dit plus haut, au début de notre ouvrage, n'a pas, du reste, lieu de nous étonner, car nous avons vu que, dans de nombreux cas, il y avait pour ainsi dire une indépendance presque complète entre l'évolution de la tuberculose et celle des lésions mitrales d'origine infectieuse, rhumatismale le plus souvent. Or, de ce que, au point de vue anatomique, le rétrécissement mitral pur diffère de la même lésion d'origine rhumatismale, il ne s'ensuit nullement que les conditions de la circulation pulmonaire doivent être modifiées dans le premier cas. Nous savons que le rétrécissement mitral pur quoique constituant : « un infundibulum dû à l'union intime des deux valves restées lisses et polies » et en dépit de sa longue période de compensation, facilitée, il est vrai, par une adaptation spéciale de la part de l'organisme, n'en expose pas moins le sujet qui en est porteur aux différentes manifestations de la rupture de l'équilibre circulatoire.

Mais, comme nous allons le voir dans la suite, la tuberculose qui coïncide avec le rétrécissement mitral pur est une tuberculose qui a un caractère spécial tant au point de vue de la bénignité de son allure qu'au point de vue de son pronostic éminemment favorable. Nous en déduisons aussi de la lecture de nos observations que la tuberculose affecte avec le rétrécissement mitral pur des rapports de cause à effet.

Cette dernière notion à laquelle nous arrivons aujourd'hui d'une façon assez simple et naturelle avait été pendant très longtemps méconnue. Et cependant elle est encore, à l'heure actuelle, fortement contestée par certains auteurs. C'est ainsi qu'après avoir fait pendant longtemps du rétrécissement mitral pur une affection qui reconnaissait la plupart du temps le rhumatisme comme facteur étiologique, on voulut y voir une manifestation d'hérédité syphilitique ou encore un vice de développement de l'organisme. C'est surtout depuis le mémoire de P. Teissier qu'on a été conduit à reconnaître la tuberculose comme facteur étiologique prédominant de la maladie de Duroziez. Toutefois avant lui, Potain et M. Tripier avaient signalé les rapports étroits qui existaient entre la tuberculose et le rétrécissement mitral pur et, le Dr Crémadells, dans une thèse toute récente, est également arrivé à cette conclusion que le plus souvent le rétrécissement mitral pur était de nature tuberculeuse. C'est, du reste, à l'heure actuelle, l'étiologie admise par la grande majorité des auteurs qui insistent également sur la forme particulièrement atténuée de la tuberculose pulmonaire qui existe avec cette lésion orificielle. Mais tous ou à peu près tous, font de cette marche de la tuberculose une conséquence de l'hypérémie pulmonaire liée à l'existence de ce rétrécissement mitral pur. Nous avons vu dans le chapitre précédent que c'était une hypothèse qu'il ne fallait pas invoquer, car la congestion passive n'est pas un obstacle absolu au développement de la tuberculose. Nous allons chercher, s'il ne serait pas plus exact, en nous plaçant à un point de vue plus général, de considérer le rétrécissement mitral pur et la tuberculose pulmonaire qui se rencontre le plus fréquemment en coexistence avec lui, comme étant l'expression de l'infection de l'organisme produite par un virus atténué.

Si, en effet, nous consultons les observations qui font suite à ce chapitre, nous voyons que presque toujours la tuberculose affecte une forme qui nous a semblé rentrer le plus souvent dans le cadre de ce que M. le professeur Bard appelait, la tuberculose à forme *abortive*, qu'il a si bien décrite dans son *Rapport au Congrès de médecine de Montpellier* en 1898. Nous allons étudier cette forme abortive et nous chercherons si les symptômes offerts par la tuberculose pulmonaire dans nos observations se rapprochent de ceux qu'a signalés M. le professeur Bard.

Nous ne saurions à cet effet, croyons-nous, mieux faire que de rappeler ici même les phrases de M. Bard. Cette tuberculose a forme *abortive*, qu'il appelle aussi le *lupus du poumon* pour en bien marquer la bénignité clinique et en même temps anatomique, est « caractérisée par ce fait que la lésion, ordinairement très limitée, peu bruyante et très souvent latente se cicatrise franchement et ne se révèlera plus aux autopsies que sous la forme de cicatrices plus ou moins étendues, d'ordinaire situées à l'extrême sommet, cicatrices dans lesquelles la lésion est parfaitement éteinte et dont l'extension, la progression, ne sont plus à redouter. »

Plus loin, il ajoute : « La réalité de l'existence de cette forme est mise hors de toute contestation par les autopsies, seule son histoire clinique est assez mal connue pour prêter aux discussions. »

Si nous passons à l'étude anatomo-pathologique des lésions que l'on rencontre aux autopsies des sujets ayant présenté pendant leur vie les symptômes de cette variété de bacillose, mais qui sont morts soit à la suite d'une toute autre affection, soit dans le cas particulier à la suite de l'évolution de leur asystolie, terminaison de leur rétrécissement mitral pur, nous voyons que les altérations pulmonaires rencontrées sont tout à fait minimes. Et bien que le tissu pulmonaire n'ait pas recouvré la *restitutio ad integrum*, les parties altérées qui ont subi la transformation fibreuse n'en diminuent pas d'une façon bien appréciable la surface du champ respiratoire.

Dans les formes de tuberculose qui se sont surtout manifestées par des signes de pleurite en plusieurs poussées successives, la guérison se fait par symphyse de la plèvre au sommet du poumon avec rétraction plus ou moins considérable de la partie du thorax correspondant à ce sommet. Ce sont alors des formes *pleurogènes* pures, c'est-à-dire que le parenchyme pulmonaire sous-jacent n'est presque pas infiltré par la lésion tuberculeuse. Les signes d'auscultation, qui pendant la vie peuvent déceler cette lésion après sa guérison sont réduits au minimum : c'est de la submatité et une obscurité respiratoires localisées avec diminution des vibrations. La guérison dans cette forme pleurogène peut être considérée comme définitive: les malades de cette catégorie n'ont jamais présenté de toux ou d'expectoration ou en tout cas fort peu.

Si maintenant nous passons à l'étude des lésions du parenchyme pulmonaire, nous voyons que toujours nous sommes en présence d'une *tuberculisation limitée, discrète en apparence d'involution ou de tendance à la cicatrisation*. Point de grandes cavernes, jamais de ramollissement, dit Potain. Des cicatrices se produisent quand une surface assez considérable du poumon a été envahie par l'infiltration bacillaire. Nous savons, en effet, que lorsque les phénomènes de cicatrisation interviennent sur des tubercules rapprochés les uns des autres et occupent une grande partie de la surface pulmonaire, la transformation fibreuse ne se limite pas à chaque tubercule en particulier. M. Bard nous le montre très bien lorsqu'il dit : Cette transformation fibreuse « se diffuse à tout de tissu conjonctif qui constitue la charpente de l'organe ». C'est ce qui nous explique pourquoi les cicatrices se présentent à nous sous des aspects si différents, tant au point de vue de leurs dimensions qu'au point de vue de leur configuration. Lorsque des tubercules très disséminés et discrets subissent d'emblée la transformation fibreuse, il arrive que l'on ne rencontre plus « ces cicatrices déprimées fronçant autour d'elles le parenchyme pulmonaire » mais seulement des granulations fibreuses qui donnent à la main l'impression de grains de plomb enchâssés dans le tissu propre du poumon.

Généralement, dans ces cas, les lésions se traduisent à l'auscultation par de l'obscurité respiratoire avec vibrations diminuées, inspiration humée et expiration prolongée quand l'emphysème prédominera au niveau des lésions cicatrisées. Ce sera au contraire de la matité, une respiration rude, bronchique et même soufflante avec augmentation des vibrations quand la sclérose de guérison sera la lésion principale. Notons aussi que, quelquefois, par contre, les tuberculoses à forme abortive ne donnent lieu qu'à des signes stéthoscopiques légers, peu précis « parfois même ils restent complètement latents ».

On peut voir aussi chez les sujets porteurs de tuberculose ayant coïncidé avec un rétrécissement mitral pur, au milieu de tubercules fibreux quelques rares tubercules enkystés. Nous savons que dans les tuberculoses à marche lente, la guérison peut intervenir par enkystement du tubercule déjà sur le point de se caséifier, soit par formation autour de lui d'une simple coque fibreuse, soit par transformation crétacée ultérieurement de la matière caséeuse contenue au centre. Ici, comme plus haut, les signes cliniques fournis pendant la vie sont identiques à ceux que nous avons énumérés précédemment, suivant que le processus de guérison sera caractérisé par de la sclérose ou par de l'emphysème.

M. le professeur Bard nous apprend en outre que cliniquement, cette tuberculose à forme abortive donne souvent lieu à des hémoptysies qui se distinguent des autres hémoptysies en ce qu'elles affectent un type particulier qui permet, dès le début, de porter un pronostic favorable. D'après cet auteur, en pareil cas, « cette hémoptysie est constituée par du sang rutilant plus ou moins abondant, venu par gorgée à l'improviste, à l'occasion d'un effort parfois assez modéré ; l'hémoptysie est unique ou de courte durée ». Ces hémoptysies se répètent volontiers et à intervalles éloignés (ce qui a fait encore donner à cette forme de bacillose le nom de tuberculose hémoptoïque à étapes éloignées), et cependant le pronostic n'en est pas aggravé par cela même.

Donc, quelquefois la tuberculose abortive évolue avec le minimum de signes physiques ou fonctionnels ; d'autres fois elle ne se manifeste que par des signes physiques ; dans certains cas, l'hémoptysie occupe presque seule la scène morbide : c'est pour ainsi dire le seul et unique témoin de la tuberculose. Et pourtant, comme nous le disions plus haut, nous porterons un pronostic favorable, sans trop de réserve, car le malade ne présente aucun symptôme de phtisie évolutive,, ni sueurs, ni toux, ni diarrhée, ni amaigrissement considérable, en un mot aucun des signes de consomption qui caractérisent la phtisie aiguë ou les phases ultimes de la tuberculose. L'hémoptysie survient au cours d'une santé excellente.

Dans cette variété de tuberculose, notre camarade le Dr Mandoul n'a jamais rencontré de bacilles, ce qui l'a conduit à la ranger dans la catégorie des tuberculoses fermées.

D'autre part, son pouvoir tuberculigène est variable. Lorsque la tuberculose abortive est très ancienne, que ses lésions sont complètement éteintes, le cobaye n'est alors plus tuberculisable, tandis qu'on voit le contraire se produire dans les tuberculoses abortives de date récente. L'inoculation du lapin, comme l'a montré Denis dans sa thèse, a toujours été dans ces cas suivie de résultats négatifs.

De plus, la séro-réaction, qui est une réaction de défense, est ici très intense, ce qui prouve que l'organisme se défend bien. Disons toutefois que, quand tout processus tuberculeux est éteint, elle fait complètement défaut.

Outre cette forme de tuberculose que nous avons appelée abortive, il en est une que l'on peut voir coexister quelquefois avec le rétrécissement mitral pur : c'est la forme *cavitaire localisée stationnaire* de Bard, que le Dr Mandoul appelle forme *fibreuse secondaire* par opposition à la tuberculose abortive qui est une tuberculose fibreuse d'emblée. Cette forme fibreuse secondaire, après avoir évolué pendant un certain temps comme une véritable forme commune, par poussées fébriles successives, tourne rapidement à la fibrose.

Comme le fait bien remarquer le Dr Mandoul, cette évolution vers la forme fibreuse secondaire se caractérise par ce fait qu'il y a prolongation de la phase apyrétique de la tuberculose fibro-caséeuse ordinaire : les poussées sont moins longues et de plus en plus espacées pour finir par ne plus se reproduire du tout. C'est, en un mot, une tuberculose fibro-caséeuse, mais à forte prédominance fibreuse.

Cette forme de tuberculose est également une forme atténuée, car le Dr Mandoul nous apprend dans sa thèse que si on peut rencontrer des bacilles spécifiques dans l'expectoration, ils sont en tout cas très rares. D'autre part, le pouvoir tuberculigène qui manque lorsque les lésions sont complètement cicatrisées, c'est-à-dire guéries définitivement, existe généralement pour le cobaye, mais pas pour le lapin. Donc, ainsi que l'ont démontré M. le professeur Arloing et M. Denis, cette tuberculose est une tuberculose à bacilles atténués. En outre, la séroréaction existe en général d'une façon très intense, ce qui prouve encore que l'organisme se défend très bien.

L'observation III, que nous empruntons à MM. Danlos et Gillet, est pour nous un bel exemple de cette forme fibreuse secondaire. Il est regrettable que le pouvoir tuberculigène n'ait pas été déterminé, de même que le pouvoir agglutinant du sérum.

OBSERVATION III

(MM. Danlos et Gillet), *Bulletins et Mémoires de la Société médicale des hôpitaux de Paris*, 1900.)

Tuberculose ancienne ; folliclis ; rétrécissement mitral pur.

E. D..., née le 25 décembre 1878, m'est adressée, au commencement de novembre, par le Dr Gillet, mon ancien interne, qui la connaît et la soigne depuis onze ans. Les antécédents sont les suivants :

Elle a été conçue et allaitée par une mère déjà tuberculeuse et qui a depuis succombé à la phtisie pulmonaire. Des cinq autres enfants de sa mère, quatre sont morts de méningite ; un frère, âgé aujourd'hui de dix-sept ans, survit seul, il est de constitution faible, mais paraît exempt de tuberculose.

A cinq ans, notre malade a eu la coqueluche; à neuf ans, elle a commencé à tousser et, à l'âge de onze ans, le 5 décembre 1889, quand elle s'est pour la première fois présentée à l'observation du Dr Gillet, elle présentait déjà des signes d'excavation au sommet gauche et de ramollissement au sommet droit.

Sous l'influence d'un traitement aproprié, dont l'huile de foie de morue et le phosphate de chaux forment la base, et malgré des conditions hygiéniques déplorables, la maladie fit peu de progrès. En novembre 1900, le Dr Gillet constatait un état presque stationnaire.

A treize ans, en 1891, attaque de chorée qui paraît avoir été légère et a récidivé, plus atténuée encore, l'année suivante.

A quinze ans, abcès froid pré-axilaire qui a également récidivé un an après.

A seize ans, pleurésie sèche du côté gauche (frottements sur une grande étendue de la poitrine en arrière.

A dix-sept ans, apparition des règles, qui ont toujours été peu abondantes.

A dix-huit ans, abcès tuberculeux sous-maxillaire gauche traité par le chlorure de zinc et récidivé l'année suivante.

A une époque indéterminée, mais antérieure à l'âge de douze ans, otite double suppurée, avec perforation tympanique droite. La supuration a depuis longtemps cessé (otite tuberculeuse !).

Enfin, depuis trois mois, la malade a présenté sur les membres supérieurs et inférieurs une éruption typique de la maladie désignée sous le nom de folliclis, hydrosadénite, spiradénite, granulòme, innominé, etc...

Bien que ce fût spécialement pour cette éruption que le Dr Gillet m'avait adressé la malade, je constatai que l'intérêt du cas n'était pas moins grand au point de vue de la médecine générale qu'au point de vue dermatologique.

E. D... est une jeune femme frêle, peu développée, mais non cachectique. En l'examinant, on constate une incurvation légère du rachis, dont la concavité est tournée à gauche ; un peu d'abaissement de l'épaule gauche et d'affaissement de la moitié gauche du thorax. A la pointe du cœur, qui bat dans la ligne axillaire et au niveau des sixième et septième espaces. Frémissement cataire assez intense.

A la percussion, sonorité à peu près normale à droite. A gauche, matité relative ou absolue dans toute la hauteur en arrière, submatité en avant.

A l'auscultation, gargouillement et souffle cavitaire dans toute la hauteur du poumon gauche. En avant, faiblesse respiratoire sans râles. A droite, en arrière, pseudo-râles par transmission des bruits nés à gauche, mais pas de râles nés sur place.

La malade tousse assez fréquemment et expectore des crachats muco-purulents dont le peu d'abondance contraste avec l'intensité des bruits cavitaires. A différentes reprises, elle a craché quelques filets de sang, sans hémoptysie véritable.

L'examen du cœur est rendu difficile, parce que les battements sont précipités. Cette tachycardie ne tient pas à un état fébrile, car la peau est fraîche et le thermomètre n'indique pas d'élévation de température. On peut constater néanmoins, outre le frémissement cataire déjà indiqué, un roulement diastolique avec renforcement présystolique. Le volume du cœur est difficile à apprécier. La déviation axillaire de la pointe est probablement consécutive aux phénomènes de rétraction scléreuse de la plèvre et du poumon. Cette affection cardiaque a évolué d'une manière absolument latente A son entrée à l'hôpital, la malade en ignorait l'existence. Il est impossible de dire à quelle période elle s'est produite. Tout ce que l'on peut affirmer, c'est qu'elle est postérieure au développement de la chorée, car le Dr Gillet qui, à cette époque, a pratiqué plusieurs fois l'auscultation minutieuse du cœur, n'en avait pas constaté le plus léger indice.

L'état général qui, malgré l'intensité des phénomènes locaux, n'avait jamais été cachectique, s'est amélioré surtout dans les trois ou quatre dernières années, à tel point que le Dr Gillet avait cessé depuis longtemps de voir sa malade. Celle-ci n'est revenue le consulter qu'à l'occasion de son éruption.

Réflexion. — « Les symptômes pulmonaires pourraient faire croire soit à de la bronchectasie, soit à de la tuberculose pulmonaire, mais à cause de l'expectoration et du passé de la malade, tant héréditaire que personnel, on peut affirmer que seule la seconde hypothèse est vraie.

« La tuberculose a regressé chez cette malade et peut être considérée comme guérie cliniquement aujourd'hui (amélioration progressive de l'état général, régression des signes du sommet droit, régression en un mot de tous les symptômes, sauf les signes physiques).

« Du reste, le folliclis typique dont est encore atteinte la malade plaide en faveur de la régression de la tuberculose. L'auteur, toutefois, n'affirme pas qu'il y ait guérison complète (crétification des tubercules, mort des bacilles), il constate qu'il y a eu amélioration et régression de la tuberculose. »

Or, si nous cherchons dans les observations que nous rapportons quelle est la forme de tuberculose que nous rencontrons, quels sont les signes qui la caractérisent, quelles sont les lésions anatomo-pathologiques trouvées à l'autopsie des tuberculeux porteurs d'un rétrécissement mitral pur, nous nous apercevons que la plupart du temps nous avons affaire à des malades dont l'affection cadre assez bien avec celle décrite par le professeur Bard, sous le nom de tuberculose abortive. Chez eux, en effet, la fièvre n'existe pour ainsi dire jamais, à moins qu'il n'y ait bronchite concomitante ou hémoptysie, qui, dans le cas particulier, sont des phénomènes pathologiques surajoutés. Peu ou point de troubles gastro-intestinaux. Pas de cette toux émétisante qui est le propre des formes destinées à évoluer. En outre, on ne note point d'amaigrissement excessif et si quelquefois l'embonpoint vient à diminuer, c'est pour peu de temps, il est vite regagné. Rarement, il est donné de constater chez ces malades des sueurs nocturnes.

Chez eux, l'état général n'est donc que faiblement touché et si quelquefois au début, comme c'est le cas pour les tuberculoses fibreuses secondaires, il semble que la lésion doive évoluer d'une façon fatale, on ne tarde pas à voir comme dans l'observation de MM. Danlos et Gillet, l'état général se remonter peu à peu et n'être que fort peu affecté par des lésions cependant assez sérieuses qui, elles aussi, ne tarderont pas à se cicatriser.

Mais jamais on ne trouve de ces formes à évolution rapide qui transforment une grande partie du poumon en une masse caséeuse et finissent par aboutir à une destruction plus ou moins complète de cet organe.

Telle est cette forme de tuberculose qu'il est donné de constater le plus souvent dans le cas de rétrécissement mitral pur.

Mais on va peut-être nous objecter qu'il est très facile de commettre une erreur consistant à croire à l'existence d'une tuberculose pulmonaire, alors qu'en réalité il n'y en a pas.

Sans doute, le rétrécissement mitral pur peut revêtir la forme d'une « tuberculose avancée ». En effet, « ces jeunes malades, au facies pâle, amaigri, alors même qu'ils n'ont pas l'apparence chlorotique, ont la respiration courte, présentent de la dyspnée d'effort, sont atteints surtout l'hiver de bronchites à répétition qui, progressivement plus intenses, sont précédées ou s'accompagnent d'hémoptysies quelquefois très abondantes ». Toute cette symptomatologie est faite pour nous faire pencher évidemment vers le diagnostic de tuberculose, alors qu'en réalité le seul diagnostic de rétrécissement mitral pur s'impose.

Mais cependant ici les caractères de l'hémoptysie pourront nous aider à différencier la tuberculose du rétrécissement mitral pur. Dans la première, en effet, « le sang est rejeté en jets abondants, répétés coup sur coup : il forme dans le vase une nappe primitivement liquide, puis coagulée, qui reste rutilante. Tout indique que l'hémoptysie est le fait d'un mouvement fluxionnaire, d'un molimen rapide intense. Les jours suivants, le tuberculeux expectore quelques crachats sanguinolents. Chez le cardiaque, le plus souvent, ce sont des crachats isolés, plutôt violacés et noirâtres que rutilants ».

On a prétendu également que, dans certains cas, le diagnostic entre la bronchite et la congestion du sommet dues à la sténose mitrale et le début d'une tuberculose était assez difficile. Sans doute, une poussée granulique abortive peut simuler le tableau d'une bronchite simple des sommets ou d'une congestion localisée fugace des sommets (ronchus et sibilances dans le premier cas; râles fins dans le second ou, si la congestion est plus intense, respiration soufflante et même souffle); une forme pleurogène pourra s'accompagner d'une congestion plus ou moins étendue de la base et se traduire exclusivement par des râles fins, superficiels, en nappe.

Mais tous ces signes diffèrent essentiellement du schéma de Grancher, caractéristique de la tuberculose à forme abortive et qui « n'existe assurément en aucune autre maladie avec la localisation précise, l'ensemble, qu'il offre dans la tuberculose... Du reste, la mobilité, la fugacité même de ces poussées congestives, séparées par des intervalles d'accalmie prolongée, fournissent un élément de plus au diagnostic différentiel ».

De plus, il est un élément de diagnostic qui est à l'heure actuelle d'une importance capitale : c'est la recherche du bacille de Koch dans l'expectoration. L'agent pathogène de la tuberculose n'a jamais été rencontré dans la tuberculose abortive (Dr Mandoul). C'est pourquoi, en présence de sa non-constatation, il faudra forcément s'en tenir aux seuls signes fournis par l'examen des poumons. Toutefois, dans le cas de résultat négatif dans l'examen des crachats, il se peut que l'inoculation puisse être quelquefois positive ; c'est un moyen de recherche qu'il ne faudra jamais négliger et qui devra constamment servir de corollaire au premier. Ce pouvoir tuberculigène est toutefois très variable ; nous avons déjà vu que, dans les tuberculoses très anciennes, le cobaye n'est plus tuberculisable, tandis que dans les tuberculoses récentes ou réussit presque toujours. Mais il faut savoir que dans ces cas, l'inoculation au lapin est presque toujours négative.

En outre, il faudra également toujours avoir recours à la séro-réaction de MM. Arloing et P. Courmont, « qui est une méthode susceptible de s'appliquer à toutes les formes de la tuberculose, à toutes ses périodes, d'un caractère absolument spécifique et tout à fait inoffensive pour le malade ». C'est à ce procédé de recherche que s'est particulièrement adressé le Dr Crémadells; il lui a permis de reconnaître la tuberculose chez la plupart des rétrécis mitraux purs qu'il a observés, « soit qu'il ait confirmé le diagnostic clinique de tuberculose certaine ou contestable, soit qu'il ait révélé une bacillose insidieuse et lente ».

De même, dans plusieurs de nos observations, nous voyons que les signes qui, pendant la vie, avaient fait porter le diagnostic de tuberculose pulmonaire, ont été toujours confirmés par les vérifications anatomo-pathologiques.

C'est pourquoi nous nous croyons en droit d'affirmer qu'il s'agit bien de tuberculose lorsque nous avons trouvé aux sommets les signes indiqués par Grancher, puisqu'à l'autopsie on voit que la lésion tuberculeuse s'est arrêtée à un stade « où l'examen des crachats est souvent négatif et les symptômes toujours limités ».

Telle est donc cette forme de tuberculose que nous trouvons le plus fréquemment chez les sujets porteurs de rétrécissement mitral pur. Nous avons vu dans les pages précédentes que la sténose mitrale ne doit être nullement considérée comme étant cause du caractère particulièrement bénin de la tuberculose pulmonaire en coexistence avec elle. Cette forme de tuberculose d'emblée atténuée est pour nous l'expression d'une infection par un agent peu virulent.

Cette idée de la tuberculose atténuée d'emblée, « originellement », avait déjà frappé quelques auteurs. C'est ainsi que P. Teissier, tout en admettant l'action d'arrêt exercée par le rétrécissement mitral pur sur la tuberculose, écrit : « Nous avons vu que les formes de tuberculose rencontrées au début ou dans le cours du rétrécissement mitral pur sont presque toujours atténuées et présentent dès l'origine une évolution lente. » Le Dr Crémadells, de son sôté, dit également dans sa thèse : « que la difficulté de faire le diagnostic se retrouvera chez l'adulte dans certaines formes de tuberculose pulmonaire, à début et à évolution presque silencieuse ; or, ce sont précisément ces formes à évolution chronique que l'on trouve à l'origine du rétrécissement mitral pur et non les formes aiguës bien caractérisées. Bien plus, ce peut être une tuberculose tout à fait insidieuse et sans manifestations cliniques qui précède et engendre le rétrécissement mitral pur. »

Comme nous avons pu le voir, la tuberculose qui coexiste le plus souvent avec le rétrécissement mitral pur est une forme de tuberculose que, à cause de ses caractères cliniques et anatomo-pathologiques, nous pouvons faire rentrer dans le cadre de la forme abortive décrite par M. le professeur Bard. Mais, pour les cas qui, au début, paraissent devoir suivre une évolution progressive, on ne tarde pas à voir cette évolution s'arrêter pour aboutir à « une tuberculisation limitée, discrète, en apparence d'involution ou de tendance à la cicatrisation : point de grandes cavernes... »

Faut-il invoquer, pour expliquer ce caractère atténué, la présence du rétrécissement mitral ? Il est clair que la rétrocession de la tuberculose n'est pas chose si fréquente qu'on puisse la considérer comme le résultat normal de l'évolution morbide. Mais nous savons, par contre, qu'il n'est pas rare de trouver des malades tuberculeux chez qui la bacillose a subi un arrêt ou même s'est guérie complètement au premier ou au deuxième degré et chez lesquels il n'existait aucune sténose de l'orifice mitral. Ces cas sont d'ailleurs bien connus, ils répondent tout à fait à ces cas de tuberculose à évolution d'abord fibro-caséeuse, qui ne tardent pas à évoluer vers la forme cavitaire localisée stationnaire, sur laquelle a insisté M. Bard et qui est dite encore tuberculose à forme fibreuse secondaire.

Nous pensons donc que le rétrécissement mitral pur et les formes bénignes de tuberculose pulmonaire qui coexistent généralement avec lui (forme abortive presque toujours et forme fibreuse secondaire parfois), sont produits par une infection à virulence atténuée, et, sans vouloir faire de l'association de ces deux affections un syndrome clinique, nous pensons que toutes deux relèvent d'une même origine : une tuberculose « originellement atténuée ».

OBSERVATION IV

(Thèse Maudoul, obs. VIII.)

Tuberculose abortive. — Rétrécissement mitral. — Maladie d'Addison. — Pas de bacilles.

B..., vingt-deux ans, jeune soldat au 97e de ligne. Fiévreux. Desgenettes.

A. H. — Père bien portant. Mère a toujours été sujette à des bronchites fréquentes. Sœurs scrofuleuses, présentant toutes les années des adénites, toussent tous les hivers.

A. P. — A marché seulement à cinq ans ; à cet âge, était incapable de se faire comprendre par la parole.

A toujours été un enfant chétif, a eu des bronchites fréquentes, surtout depuis l'âge de quinze à seize ans.

Il y a six ans, le malade a vu sa peau prendre une pigmentation brune, en même temps que s'accusait son asthénie.

Examen du malade, le 16 avril 1904.

Etat général. — Asthénie musculaire très prononcée, mais l'état général n'est pas très mauvais. Pas de fièvre. Appareil tégumentaire: teinte brune uniforme avec plaques plus formées au niveau du cou, des aréoles des mamelons, les conjonctives ont un reflet brun. Plaques brunes dans la bouche, surtout au niveau des gencives. La pigmentation est très accusée au niveau des plis de flexion.

Appareil respiratoire. — En avant, rétraction très légère des creux sous-claviculaires, contractions fibrillaires faibles des deux côtés. Au sommet gauche : submatité, exagération des vibrations, inspiration saccadée, expiration soufflante et quelques craquements secs qui ne seraient apparus que depuis peu de temps. Mêmes signes en arrière. Le sommet droit paraît sain. Les crachats, examinés le 13 mai, ont montré l'absence du bacille de Koch.

Appareil circulatoire. — La pointe bat dans le cinquième espace, en dedans de la ligne mamelonnaire ; pas de cataire, mais sensation d'une valvule mitrale parcheminée. Le choc sigmoïdien pulmonaire est perçu dans le deuxième espace. A l'auscultation, on entend un souffle présystolique empiétant sur la systole, se propageant vers l'aisselle, ne se modifiant pas par des alternatives d'inspiration et d'expiration.

En même temps, éclat du deuxième bruit à la base ; dans le deuxième espace intercostal à 2 centimètres du bord gauche du sternum on perçoit le même souffle qu'à la pointe et un dédoublement très évident du second bruit. Rien aux autres orifices.

Le pouls est petit, mou, dépressible, 84.

Autres appareils, rien à signaler.

Urines normales comme couleur et quantité.

OBSERVATION V

(Thèse Mandoul, obs. XVI.)

Tuberculose abortive. — Rétrécissement mitral. — Pas de bacilles.

D..., un an de service, 34e régiment d'artillerie. Entré au service de M. Achintre, le 19 juin 1904.

Pleurésie il y a quatre ans. Rien à signaler dans les antécédents héréditaires.

Au sommet gauche, matité, obscurité respiratoire, vibrations exagérées, pectoriloquie aphone. Expectoration muqueuse, pas de bacilles de Koch.

Inoculation négative au cobaye. Pas de fièvre, bon état général, pas de troubles digestifs.

Au cœur, sensation de la mitrale indurée.

A la pointe, roulement diastolique, dédoublement du deuxième bruit à la base. Pas d'augmentation de la matité cardiaque.

OBSERVATION VI

(Thèse Mandoul, obs. VI.)

Tuberculose abortive. — Pleurite du sommet. — Rétrécissement mitral. — Pas de bacilles de Koch.

C..., vingt-deux ans, jeune soldat, étudiant ecclésiastique. Rien à signaler dans les antécédents héréditaires. Hémoptysie il y a un an, pendant trois jours. Amaigrissement pendant le service militaire. Poitrine très sonore. Pas de contractions fibrillaires, ni myœdème. Le sommet gauche est un peu moins sonore. Frottements pleuraux très accusés au niveau de l'épine de l'omoplate.

En avant, inspiration saccadée, expiration soufflante et frottements.

Rien à droite.

Au cœur, pointe non abaissée, sensation d'ouverture de la mitrale indurée, premier bruit allongé. Au niveau de la région mésocardiaque, souffle présystolique et dédoublement du second bruit très accusé au niveau de la base. Expectoration nulle.

OBSERVATION VII

Bulletins et Mémoires de la Société anatomique de Paris, 16 février 1854.

Tuberculose abortive. — Rétrécissement mitral pur.

M. Martin-Durr présente le cœur d'une femme morte d'asystolie consécutive à un rétrécissement mitral pur. En outre des lésions du rétrécissement de l'orifice mitral, on voit qu'il existe des *noyaux crétacés dans les sommets du poumon, indices de tuberculose pulmonaire guérie,* et des *adhérences pleurales.*

Ce cas paraît donc appuyer la théorie de M. Potain, qui pense que le rétrécissement mitral pur est consécutif à la tuberculose pulmonaire de l'enfance.

OBSERVATION VIII

(Due à l'obligeance de M. le Dr Piéry.)

Tuberculose abortive. — Rétrécissement mitral pur.

B... Joseph, cinquante-trois ans, papetier. Entré le 10 août 1904, pour de la toux et des difficultés de la marche, dans le service de M. le professeur Bondet.

A. H. — Père mort à soixante ans, phtisique, mère morte à cinquante-deux ans, très nerveuse. Sœur morte en bas âge. Frère mort à onze ans d'accident.

A. P. — Personnellement, santé toujours chétive. Dès son enfance, le malade était sujet à s'enrhumer. A douze ans, affection aiguë du poumon, qui paraît avoir été une bronchopneumonie. A ce moment, on découvre des lésions bacillaires du sommet droit. Depuis cette époque, santé toujours précaire. Le malade tousse constamment, surtout l'hiver. Hémoptysies à plusieurs reprises.

Le malade signale divers accidents vénériens, mais il ne semble pas avoir eu de chancre. Il était sujet aux angines et aux maux de tête, mais cette céphalée n'avait pas les caractères de la céphalée syphilitique.

Depuis quelques années, les troubles se sont aggravés plus rapidement et, il y a trois ans, apparut une déséquilibration qui augmente rapidement depuis six mois.

A l'entrée : température, 37°2. Le malade n'a pas eu d'hémoptysies depuis longtemps. Pas de dyspnée au repos, mais esoufflement très facile. Toux peu fréquente, surtout la nuit, sans vomissements. Expectoration verdâtre, muco-purulente. Voix enrouée. Etat général relativement bon. Pas d'amaigrissement notable.

Poumon. — Inspection : Thorax petit, amaigri, enfoncement transversal à droite, au niveau de la sixième et de la septième côtes, sans cause professionnelle. Déformation scoliotique, scoliose à convexité gauche. Epaule gauche surélevée, saillie de l'angle postérieur des côtes et aplatissement de leur partie antérieure à gauche. Les régions sous-claviculaires sont un peu déformées. Les fosses sus-épineuses sont peu amaigries.

Palpation : Vibrations augmentées, surtout au sommet droit.

Percussion : Submatité en haut, en avant et en arrière, surtout à droite.

Auscultation : Sommet droit : Souffle inspiratoire et expiratoire, avec petits bruits secs, surtout inspiratoires, en arrière. En avant, nombreux râles secs très fins, couvrant le murmure vésiculaire, moins nombreux à l'expiration. En dessous, souffle léger.

Sommet gauche : Respiration rude et soufflante, avec fins râles secs, surtout inspiratoires. Aux bases, respiration obscure, mêlée de râles fins ; la base droite paraît respirer mieux.

Cœur : A l'âge de vingt-deux ans, à la suite d'une poussée bacillaire avec hémoptysies abondantes, le malade fut en proie à de violentes palpitations et à une dyspnée intense. Il paraît avoir eu des crachats hémoptoïques. Pas d'œdème des membres inférieurs.

Depuis, palpitations fréquentes, pas d'œdème ni de phénomènes asystoliques. On voit battre la pointe sous la sixième côte, sur la ligne mamelonnaire. Frémissement net à la palpation.

L'auscultation révèle un souffle présystolique et un dédoublement du deuxième bruit extrêmement net.

Pouls petit, très régulier.

Tube digestif : Appétit capricieux. Alternatives de diarrhée et de constipation.

Pas de vomissements. Quelquefois, selles sanglantes.

Rein flottant découvert dans le service de M. le professeur Poncet.

Système nerveux : Difficultés de la démarche datant de trois ans. Fourmillements dans les membres inférieurs, sans douleurs fulgurantes proprement dites. Pas de crises viscérales. Troubles de la sensibilité aux membres inférieurs.

Rien aux membres supérieurs. Talonnement très net. Signe de Romberg. Abolition des réflexes cutanés et tendineux des membres inférieurs.

Rien aux membres supérieurs. Signe d'Argyll-Robertson.

OBSERVATION IX

(Due à l'obligeance de M. le Dr Piery.)

Tuberculose abortive. — Rétrécissement mitral pur.

P..., Louis, vingt-quatre ans, peintre en bâtiments, entre le 12 juin 1901, dans le service de M. le professeur Bondet, parce qu'il est oppressé, a des palpitations et se sent faible depuis deux à trois mois.

A. H. — Père ayant une amaurose de cause inconnue et mort à soixante et un ans d'une attaque.

Mère toujours vivante et bien portante.

A. C. — Deux frères et sœurs en bonne santé.

A. P. — A un an et demi, le malade fut arrêté par une paralysie des deux membres inférieurs, qui dura jusqu'à six ans et qui guérit complètement. A partir de cet âge, il était à peu près aussi robuste que les autres enfants, il pouvait courir et jouer comme eux.

A quinze ans, il eut un accès de fièvre intermittente. A partir de cette époque, il fut un peu essoufflé, il avait toujours froid aux extrémités.

Il fut ajourné au service militaire une première fois à vingt et un ans pour défaut de taille ; rien au cœur à ce moment, paraît-il; à vingt-deux ans, il fut définitivement réformé pour rétrécissement mitral.

Entre vingt et un et vingt-deux ans, le malade fit un séjour à l'Hôtel-Dieu, dans le service de M. Josserand, pour des douleurs articulaires, qui durèrent cinq jours et qui furent accompagnées d'hémoptysies. Il fut traité par le salicylate de soude et l'ergotine. Le malade dit que, dès son entrée, en pleine attaque rhumatismale, on constata l'existence du rétrécissement mitral.

A vingt-trois ans, nouvelle hémoptysie, pour laquelle il fut soigné à l'ergotine, dans le service de M. le professeur Lépine. Depuis cette époque, le malade a toujours toussé un peu et il a maigri de plusieurs kilogrammes.

Actuellement, le malade se présente avec un aspect un peu chétif ; il est un peu amaigri, mais il a conservé cependant un bon appétit. De temps en temps, le malade crache un peu de sang.

A l'examen des organes, on trouve en juin 1901.

Cœur : A la palpation, la pointe bat dans le cinquième espace, en dedans de la ligne mamelonnaire ; légère induration de la vibration valvulaire. Ondulation systolique qui part de la pointe pour se prolonger en haut en dedans vers le sternum. Pas de frémissement net.

A l'auscultation : Premier bruit très claquant à la pointe, plutôt assourdi dans son timbre, au contraire, à mesure qu'on s'éloigne de cette pointe. Roulement très net, commençant tout de suite après le deuxième bruit.

Dédoublement extrêmement net du deuxième bruit, s'entendant dans toute la région précordiale et très bien perçu à la main.

Petit souffle diastolique très léger prolongeant le second bruit.

Poumons : Respiration un peu rude au sommet droit, en arrière.

Aux deux bases, on a de grandes inspirations avec petits râles fins sans souffle.

A l'examen du 29 novembre 1904, on note :

Cœur : Pointe dans le cinquième espace, claquement de la mitrale.

A l'auscultation, à la pointe, roulement diastolique, ébauche de dédoublement du second bruit, souffle systolique assez intense se propageant dans l'aisselle. En dedans de la pointe et en se rapprochant de la base, le souffle systolique disparaît et on ne perçoit plus qu'un dédoublement dont la netteté va en augmentant du côté de la base.

Pouls petit, régulier, de tension moyenne.

Poumons : Le malade tousse davantage depuis deux mois, ce qui a augmenté son essoufflement.

Sommet droit : En arrière, submatité, légère exagération des vibrations vocales, respiration un peu forte, pectoriloquie aphone.

En avant, respiration également un peu plus forte qu'à gauche.

Sommet gauche normal.

Respiration également normale dans le reste du poumon.

Hémoptysie le 26 novembre 1904. Le malade n'a pas craché de sang depuis.

Examen radioscopique pratiqué le 15 décembre 1904.

Sommet droit obscur et aussi la partie moyenne des deux poumons, surtout à droite. Cependant, l'obscurité du sommet est plus marquée qu'à la partie moyenne.

Les culs-de-sac pleuro-diaphragmatiques s'éclairent bien dans les grandes inspirations. La course du diaphragme est plus limitée à droite qu'à gauche.

Rien de net au point de vue ganglionnaire.

Cœur plutôt globuleux et dépassant à droit la colonne vertébrale plus qu'à l'état normal.

OBSERVATION X

(MM. Klippel et Clerc, *Bulletins et Mémoires de la Société anatomique de Paris*, 1897.)

Tuberculose abortive. — Rétrécissement mitral pur.

S..., Martin, trente-cinq ans, mort dans le service des chroniques, hôpital Laennec.

A. H. — Rien de particulier.

H. P. — Rien jusqu'à l'âge de vingt ans. Jamais de rhumatisme, jamais de maladie infectieuse quelconque ; ni chorée, ni syphilis, ni éthylisme. Le malade avait pu courir avec ses camarades et pouvait exercer sans malaise la profession de verrier.

A vingt ans, en 1881, première attaque d'hémiplégie gauche qui ne laisse pas de traces, mais néanmoins, à partir de ce moment, il commence à se plaindre de dyspnée et de palpitations.

En janvier 1894 (treize ans après), nouvelle attaque d'hémiplégie gauche, suivie, cette fois, de contracture du membre supérieur.

En janvier 1895, le malade entre dans le service de M. le Dr Ballet, à Saint-Antoine, où il reste six mois.

Le 29 juin, troisième attaque d'hémiplégie gauche suivie d'une amélioration relative et, le 4 mars 1896, le malade entre à l'hôpital Laënnec, salle Velpeau, lit n° 1.

A l'entrée, l'examen du cœur donne les renseignements suivants : on ne perçoit pas les battements cardiaques à l'inspection ; à la palpation, on sent, un peu au-dessus de la pointe, un frémissement diastolique. Matité cardiaque: 15 centimètres dans le plus grand diamètre transversal et 9 centimètres dans le plus grand diamètre vertical.

A la pointe, roulement diastolique très net ; à la base, dédoublement du deuxième bruit. Pouls irrégulier, inégal. Tous ces signes ont été constatés par M. Duroziez et l'observation clinique du malade a été publiée dans la thèse de M. le Dr Perdereau, à laquelle nous l'avons empruntée.

L'état du malade reste stationnaire pendant quelques mois. Au mois de novembre il est pris brusquement de cyanose et d'asphyxie et meurt en quelques heures.

Autopsie. — Cœur : Ventricule droit très dilaté, mesurant 10 centimètres de large sur 11 centimètres de long. Oreillette gauche énorme, avec caillot fibrineux dans l'auricule ; sur la paroi de l'oreillette, caillot organisé, stratifié et très adhérent.

Si l'on examine l'orifice mitral, on voit par l'oreillette un entonnoir poli dont l'orifice inférieur admet seulement le petit doigt; les bords sont soudés et présentent un aspect légèrement épaissi et cicatriciel, aucune trace de végétation.

La grande valve de la mitrale est très légèrement épaissie. Le pilier postérieur présente à la coupe une tache nacrée de sclérose. Le sommet et les cordages des deux piliers sont sclérosés et nacrés.

Le ventricule gauche mesure 11 centimètres de long sur 4 centimètres de large. Pas de thrombose.

Injection vasculaire très fine sous-endocardique. Parois légèrement hypertrophiées.

Aorte absolument saine, ainsi que les valvules sigmoïdes. Coronaires perméables.

Cerveau : Méninges injectées.. L'hémisphère droit paraît moins volumineux que le gauche. A droite, important foyer de ramollissement siégeant à la pointe du lobe temporal. Petit foyer derrière la pariétale ascendante. A gauche, petit foyer de ramollissement au niveau du pli courbe.

Poumons: Pas d'embolies, ni d'infarctus. Œdème considérable à la pression, il sort en abondance une liquide rose et spumeux. *Pas de tuberculose en évolution ;* mais le sommet gauche *adhère à la paroi thoracique* et présente un *aspect cicatriciel.*

Rate : Deux ou trois îlots grisâtres représentent peut-être d'anciens infarctus.

Reins congestionnés.

Foie un peu augmenté de volume, début de sclérose par îlots.

OBSERVATION XI

(Due à l'obligeance de M. le Dr Piéry.)

G..., Christine, trente-six ans, ménagère, née en Italie. Entrée, le 23 août, salle des IIIe Femmes, lit n° 28.

Vient pour faiblesse générale et parce qu'elle tousse.

A. H. — Père mort d'affection intestinale. Mère morte de cardiopathie.

Plusieurs frères et sœurs en bonne santé.

A. P. — Trois enfants, deux sont morts en bas âge, une fausse couche.

Pas de fièvres éruptives dans l'enfance, adénopathie cervicale sans suppuration.

Pas de rhumatisme, pas de signe de syphilis.

Réglée à douze ans, toujours irrégulièrement. S'enrhume très facilement. Au commencement de cette année (janvier, février), elle eut une forte bronchite qui dura deux mois. Ne s'alita pas, mais avait beaucoup de peine à faire son ouvrage. Quintes de toux fréquentes avec expectoration jaune, verdâtre. Pas d'hémoptysies. Pendant toute la durée des quintes de toux, inappétence presque absolue, pas de vomissements, même après la toux, grande faiblesse.

La malade ne suivit aucun traitement. Au bout de deux à trois mois, les troubles s'amendèrent, la malade conserva un peu de toux, surtout le matin au réveil.

Dyspnée d'effort.

Appétit très irrégulier, les digestions sont lentes. Pesanteurs gastriques après les repas.

Amaigrissement depuis la bronchite que la malade eut cet hiver. Elle n'évalue pas la perte de poids qu'elle a subie. Persistance de la faiblesse générale.

C'est pour cet ensemble de troubles ne rétrocédant pas : toux, dyspnée d'effort, amaigrissement et perte de forces, qu'elle se présente à l'Hôtel-Dieu.

Etat actuel. — Malade assez grande, bien constituée, un peu amaigrie, le teint est bronzé, les lèvres peu colorées, légère teinte bleutée des conjonctives.

Toux légère, pas d'expectoration.

Poumons: Sommet droit: En avant, submatité légère, vibrations augmentées, obscurité respiratoire. Pas de résonnance de la toux, pas de bruits anormaux.

En arrière, un peu de submatité, vibrations augmentées, atrophie légère des muscles sus-épineux, rien d'anormal, même après la toux.

Sommet gauche : Mêmes signes qu'en avant, à droite, craquements à la fin des fortes inspirations.

Cœur: Pointe dans le cinquième espace, à 12 centimètres de la ligne médiane. Choc brusque et large de la pointe, frémissement présystolique léger de la pointe.

A l'auscultation, bruit présystolique rude, claquement mitral.

Pas de souffle. A la base, au niveau du troisième espace intercostal gauche, dédoublement presque constant du deuxième bruit. Le premier bruit est dur, le deuxième doux et plus léger. Le dédoublement s'entend au foyer aortique et à l'appendice xiphoïde.

Pouls petit, régulier (80). Pas d'œdème.

Langue bonne, inappétence, lenteur de la digestion, ventre souple, un peu de constipation.

Rien au foie, ni à la rate.

Rien aux urines. Température, 37 degrés.

26 août. — Induration légère de la vibration valvulaire, frémissement diastolique.

Roulement présystolique à la pointe, dédoublement très net.

A la base, dédoublement, avec éclat très marqué du deuxième bruit.

Pouls petit de tension moyenne, régulier.

27 septembre. — Induration marquée de la vibration valvulaire, avec atténuation très marquée du frémissement. Rythme mitral toujours net, avec souffle diastolique. Roulement présystolique et dédoublement.

Du côté des poumons, mêmes signes.

La malade déclare que, depuis trois à quatre jours, elle a, pendant la nuit des sensations pénibles qui la réveillent et semblent consister en palpitations avec arrêt de la respiration.

OBSERVATION XII

(Potain, *Gazette des hôpitaux*, 30 novembre 1899.)

Tuberculose abortive. — Rétrécissement mitral pur.

X...

A. H. — Père atteint depuis longtemps déjà d'une bronchite chronique.

A. P. — Pas de rougeole, de rhumatisme. Rhumes fréquents et persistants. N'a jamais souffert avant seize ans.

A seize ans, apparition des règles, d'abord irrégulières, puis régulières et, enfin, cessation sans cause.

Au moment de la puberté, rhume tenace et, à plusieurs reprises, crachement d'une quantité considérable de sang rouge. Amaigrissement, disparition des forces, palpitations de cœur, essoufflement facile, dyspnée au moindre effort.

Entrée en janvier 1899 à la Pitié, pour phénomènes grippaux, toux quinteuse, accompagnée de vomissements et de diarrhée.

Après trois mois d'hôpital, elle sort guérie, puis rentre à la Charité le 11 mai bientôt, pour fièvre, céphalalgie, courbature, brisement des membres, anorexie et toux.

A l'entrée, jeune fille petite, mince, pâle. Respiration fréquente et pénible. La malade tousse et rend des crachats grisâtres, opaques, flottant dans une masse de liquide opalin et mousseux.

Température, 38°4. Pouls, 68. Pression artérielle radiale, 12.

Poumon : A gauche, en avant, sonorité normale ; en arrière légère submatité à la partie inférieure avec râles sous-crépitants et sibilants disséminés, prédominant dans la zone moyenne.

A droite, en avant, respiration un peu forte, sonorité égale à celle du côté gauche. En arrière, sonorité accentuée dans la fosse sus-épineuse et le tiers supérieur de la fosse sous-épineuse. Matité, râles sous-crépitants intenses. Retentissement exagéré de la toux et de la voix.

Cœur : Dimensions normales. La main perçoit un frémissement manifestement présystolique. Tous les symptômes du rétrécissement mitral pur : roulement diastolique, souffle présystolique, dédoublement du deuxième bruit et même, parfois, le début du roulement diastolique est marqué par un bruit dur (claquement d'ouverture de la mitrale).

Examen des autres appareils : Négatif.

Le 14 mai, fièvre nulle, matité circonscrite à un foyer de la dimension d'une petite paume de la main, situé à la partie supérieure de la fosse sous-épineuse droite; les vibrations y sont un peu exagérées et l'on entend encore quelques sibilances dans le poumon.

Le 16 mai, la matité persistant, les râles ont à peu près complètement disparu et nous ne constatons plus que les *signes d'une tuberculose ancienne et fibreuse, signes momentanément exagérés par la grippe.*

OBSERVATION XIII

(Thèse Crémadells, obs. VI.)

Tuberculose abortive. — Rétrécissement mitral pur.

R..., femme, vingt-cinq ans.

A. H. — Mère morte de suites de couches et père mort d'une hernie étranglée; pas d'autres renseignements.

A. C. — Sur cinq enfants, deux sont morts en bas âge, deux autres se portent bien.

A. P. — Adénite cervicale dans le jeune âge; pas de maladies infectieuses, jamais de manifestations rhumatismales. La malade se rappelle avoir toujours beaucoup toussé ; elle s'essoufflait rapidement alors qu'elle allait à l'école et ne pouvait jouer avec les autres enfants.

Les règles apparurent à dix-sept ans, furent irrégulières ensuite et peu abondantes; une cicatrice de la région carotidienne témoigne d'une adénite survenue à dix-sept ans. Vers dix-huit ans la malade toussa beaucoup pendant l'hiver et expectora parfois des crachats striés de sang.

Vers l'âge de dix-sept ans, elle fit un séjour à l'hôpital de la Croix-Rousse (service du Dr Mouisset, 1897), pour palpitations, oppression, œdème malléolaire. A vingt et un ans, elle entre à l'Hôtel-Dieu (service de M. le professeur Bondet, 1899) pour ces mêmes troubles. L'observation note que l'état général est assez bon, que la malade est grande, bien développée, sans caractères infantiles, qu'elle n'a pas eu la syphilis ; au cœur, on peut voir et sentir le choc énergique de la pointe dans le cinquième espace, un peu en dehors de la ligne mamelonnaire ; frémissement présystolique, roulement présystolique, dureté et éclat du premier bruit, dédoublement du second bruit, souffle diastolique, pouls régulier, assez fort, 84 pulsations à la minute ; au poumon, au sommet droit, obscurité respiratoire et retentissement exagéré de la toux et de la voix en avant et en arrière. Quelques bulles d'œdème à la base gauche, quelques crachats muqueux, adhérents, pas d'œdème des membres inférieurs ; foie de volume normal, non douloureux à la pression ; dans les urines, léger nuage d'albumine ; température entre 37 et 38 degrés ; la malade sort au bout de trois mois, son état s'étant amélioré.

L'année suivante, la malade rentre dans le même service (novembre 1900). Elle s'est affaiblie progressivement ; l'oppression a augmenté ; palpitations, anorexie ; la malade a dû cesser son travail. Au cœur, mêmes signes de rétrécissement mitral pur que précédemment ; la percussion dénote une augmentation de la matité paravertébrale de l'oreillette droite et la radiographie confirme sa dilatation. Pouls régulier, à 104 pulsations à la minute ; pas de dilatation veineuse ni d'œdème. Au poumon, obscurité des sommets, sans craquements, rien aux bases. Amélioration progressive ; apparition de douleurs intermittentes assez vives au genou droit en décembre 1900 ; léger bruit de va-et-vient , probablement péricardique, dans le deuxième espace gauche, en janvier 1901 ; la matité précordiale se déplace ; sortie après un séjour de deux mois.

La malade rentre en juin 1901, avec une hémiplégie gauche, survenue au cours d'une discussion ; elle eut un ictus avec chute, sans perte de connaissance; hémi-anesthésie gauche complète aux divers modes de la sensibilité sensorielle; l'état du cœur est stationnaire ; aux deux poumons, ronchus et sibilances plus abondantes à gauche. Deux mois plus tard la malade peut marcher, en traînant la jambe gauche contracturée ; elle se sert de la main gauche. Elle sort.

Elle rentre dans le service en 1902; pas d'expectoration depuis plus d'un an ; à l'angle maxillaire droit, on note un ganglion gros comme une noisette ; exostose du tibia gauche douloureuse à la pression ; tuméfaction allongée, lisse, régulière, siégeant dans tout le tiers moyen du tibia.

Séro-diagnostic tuberculeux pratiqué en 1900 et 1903. — Positif au 1/10.

OBSERVATION XIV

(Thèse de Dissiton de Gazel Larambergue.)

Tuberculose abortive. — Rétrécissement mitral pur.

Anna M..., vingt-trois ans, domestique.

A. H. — Mère morte d'hydropisie à cinquante-deux ans.

Père vivant, aurait de temps en temps des attaques de goutte.

A. C. — Frères et sœurs bien portants.

A. P. — Variole et rougeole à cinq-six ans ; toujours facies pâle et aspect chétif, en dépit des toniques qui lui ont été prodigués.

A dix ans, épistaxis. A seize ans et demi, menstruation précédée de crachements de sang ; depuis, réglée très irrégulièrement. En juin 1898, hémoptysies ; elle entre en décembre pour une bronchite et se plaint de palpitations dont elle a toujours souffert et d'attaques de dyspnée. Au moment de l'entrée, elle est enceinte pour la première fois, et de quatre mois environ.

Pâleur accentuée (face et téguments), respiration gênée et précipitée ; râles de bronchite aux poumons, rien aux sommets, foie normal.

Au cœur : retentissement diastolique des plus nets, roulement présystolique peu accusé, mais dédoublement très net du deuxième bruit. Pouls petit. Albumine dans les urines.

Digitale, régime lacté absolu, repos au lit.

Au mois de mars, les signes stéthoscopiques se transforment. Le 5 mai, souffle d'insuffisance mitrale qui augmente ; le dénouement va être, dès lors, rapide.

Le 7 mai, accouchement normal. Après la délivrance, rétention d'un lambeau de membranes, hémorragie assez considérable. L'enfant est chétif et peu développé.

Les troubles s'aggravent, œdème, albumine en grande quantité, les phénomènes deviennent menaçants. La mort arrive le 26 mai, à la suite d'accès d'étouffements subintrants.

Autopsie. — Dans l'abdomen, 2 litres 1/2 de liquide séreux, la plèvre contient 200 grammes du même liquide, le péricarde 150. Le cœur est notablement moins développé qu'à l'état normal, il est globuleux. Oreillettes dilatées.

L'orifice mitral est au sommet d'un entonnoir sacciforme et ampullaire à parois lisses, sans trace de saillies ni d'aspérités. L'orifice mesure 1 centimètre de long sur 2 millimètres de large ; il est donc extrêmement rétréci ; parois généralement souples.

Le myocarde est rouge, violacé, avec de petites taches hémorragiques. Le ventricule droit présente une hypertrophie, ses parois ont la même épaisseur que celles du gauche, il est très dilaté.

L'aorte est très étroite, 55 millimètres de circonférence.

Les poumons n'offrent aux sommets *aucun tubercule apparent*, néanmoins, à la coupe, *quelques noyaux crétacés* qui paraissent dus à une tuberculose ancienne arrêtée dans son évolution.

Gros reins blancs de la néphrite parenchymateuse.

Foie augmenté de volume, foie cardiaque.

OBSERVATION XV

(Thèse Fossier, obs. V.)

Rhumatisme probablement tuberculeux. — Tuberculose atténuée. — Rétrécissement mitral pur.

Le nommé G..., âgé de vingt-huit ans, camionneur, est entré le 20 mai 1898, dans le service de M. Landrieux, à l'hôpital Lariboissière.

Le malade, couché au n° 31 de la salle Bouley, aurait eu, à l'âge de six ans, des rhumatismes qui seraient restés localisés aux genoux pendant deux ans. Dans les antécédents, on note une fluxion de poitrine à l'âge de onze ans, une pleurésie et une bronchite à seize ans. Depuis cette époque, le malade tousse tous les hivers.En outre, depuis l'enfance, il a ressenti des palpitations, de l'oppression. Il lui était impossible de courir et de jouer avec ses camarades sans être aussitôt pris de dyspnée.

Au mois de janvier dernier, le malade se surmène, il travaille jour et nuit. A partir de ce moment, les troubles se sont accentués : palpitations, dyspnée, éblouissements, vertiges, pas d'œdème malléolaire. De plus, le malade s'est mis à tousser par accès, ce qui augmente la gêne respiratoire.

L'expectoration muco-purulente était peu abondante. Quelques hémoptysies. Appétit médiocre. Digestions pénibles, suivies de ballonnement et de sensation de pesanteur, d'essoufflement.

Examen du malade. — Le malade est couché, la tête élevée

sur des oreillers, position qu'il ne peut quitter sans voir augmenter son oppression. Le teint est pâle, la face osseuse, amaigrie, la dyspnée intense. Pas d'œdème. Le thorax déformé proémine en avant, dans sa moitié supérieure.

Cœur : La pointe bat dans le septième espace intercostal, à environ 8 centimètres au-dessous du mamelon. La main, appliquée à ce niveau, perçoit une sensation de thrill. A l'auscultation, on trouve à la pointe un souffle présystolique léger, le bruit systolique violent, métallique et un dédoublement du second bruit. A certains moments, le souffle présystolique est remplacé par un roulement diastolique occupant tout le grand silence. A la base, on note un dédoublement.

Appareil respiratoire : Râles humides aux deux bases. Au poumon gauche, on trouve, au sommet et en avant, de nombreux râles secs ; en arrière, quelques râles secs, avec une respiration très soufflante. Au sommet droit, la respiration est soufflante en avant.

Foie hypertrophié et douloureux à la pression.

OBSERVATION XVI

(Thèse Guetschel, obs. I.)

Tuberculose abortive. — Rétrécissement mitral pur.

B..., Marie, dix-huit ans, institutrice. Séjour de trois mois, entrée le 29 août 1900.

Rien de particulier à noter dans les antécédents héréditaires.

Pas d'antécédents personnels. Bonne santé et tempérament vigoureux dans le premier âge.

Réglée à dix-sept ans et demi assez irrégulièrement. Quelques pertes blanches.

A quinze ans, la malade aurait eu une période d'anémie avec grande faiblesse et essoufflement intense.

Il y a trois ans, bronchite pendant l'hiver, avec sueurs nocturnes profuses.

Pas de rétablissement complet. Pendant l'hiver 1898, pneumonie gauche, suivie de symptômes d'affaiblissement qui vont croissant jusqu'à l'entrée au sanatorium.

Actuellement. — 30 août 1900 : L'état général est assez bon, mais la face est très pâle, les muqueuses sont décolorées. La toux et l'expectoration sont modérées. L'appétit et la digestion sont bons. Il existe des sueurs nocturnes profuses.

Il y a une légère asymétrie dans la conformation thoracique, les côtes droites étant plus saillantes que les gauches dans la région sternale. Pas d'adénopathies apparentes.

La percussion révèle une tonalité un peu plus élevée et légèrement tympanique à gauche.

A l'auscultation, à gauche, en arrière, obscurité manifeste ; inspiration un peu humée ; en avant, le murmure vésiculaire est normal.

Cœur : Dédoublement du deuxième bruit. Pouls, 112.

Les urines ne contiennent pas d'albumine.

9 septembre. — L'état général est satisfaisant. Très légère expectoration, mais pas de toux.

A droite, en arrière, dans le fond sus-épineux, le retentissement vocal est un peu augmenté. Nulle part de bruits anormaux.

Décoloration toujours marquée des muqueuses.

24 septembre. — L'état général est bon. La face et les muqueuses tendent à reprendre leur coloration normale. Pas de toux ni d'expectoration.

Au sommet gauche, dans la fosse sus-épineuse, près de la colonne vertébrale, obscurité manifeste. Aux deux temps de la respiration, on perçoit quelques froissements superficiels. Rien à droite que l'augmentation des vibrations vocales.

Pouls, 112.

24 octobre. — L'état général est très bon. Toux et expectoration insignifiantes.

Les symptômes d'anémie ont presque totalement disparu.

Les signes stéthoscopiques à gauche sont stationnaires. A droite, les vibrations sont toujours augmentées.

Pouls, 120, en corrélation avec une légère ascension thermique.

9 novembre. — L'état général est très bon sous tous les rapports. Les muqueuses sont bien colorées.

L'aucultation ne laisse entendre aucun bruit anormal.

28 novembre. — La malade quitte le sanatorium. L'état général est très bon. L'auscultation ne laisse pas entendre de bruits anormaux. Légère infiltration scléreuse disséminée. Guérison apparente.

15 septembre 1901. — La malade envoie de ses nouvelles : la guérison s'est maintenue.

OBSERVATION XVII

(P. Teissier, *in Clin. de la Charité*, obs. VI.)

Tuberculose pulmonaire. — Rétrécissement mitral pur.

D. P..., quarante-sept ans, empoyée, vient à la consultation le 27 juillet 1892.

A. H. — Père mort à soixante-dix ans d'une fluxion de poitrine. Mère morte à quatre-vingt-deux ans d'une maladie de cœur.

A. C. — Un frère mort à deux ans de maladie inconnue ; une sœur morte à cinquante et un ans ; un frère âgé de cinquante ans vit, toussant depuis longtemps.

A. P. — Durant sa jeunesse, santé très délicate, sans autre maladie que la petite vérole volante à douze ans.

A quinze ans, hémoptysie très abondante (une demi-cuvette), suivie de petites hémoptysies.

A cette époque a toussé beaucoup ; fut soigné pour la poitrine durant plusieurs années.

Toujours bien réglée depuis quinze ans, mariée à trente ans, a une fille âgée actuellement de seize ans.

Il y a trois ou quatre ans, dit-elle, qu'elle éprouve des palpitations avec accès d'oppression survenant après efforts qui, depuis un an, ont notablement augmenté.

Il y a un an, petite hémoptysie.

Digère assez bien, mais l'oppression est augmentée par la digestion.

Etat actuel. — Poumons : Sommet droit, submatité avec affaiblissement du murmure vésiculaire sans râles ni retentissement appréciable de la voix.

Cœur : Rythme mitral complet, roulement diastolique avec renforcement présystolique, premier bruit dur, dédoublement constant du deuxième bruit.

Diagnostic : Rétrécissement mitral pur à la première période, consécutif à une tuberculose ancienne du sommet droit.

La malade, examinée à plusieurs reprises, a présenté les mêmes signes. Dans les premiers examens, toutefois, le dédoublement était marqué par la précession des sigmoïdes pulmonaires.

OBSERVATION XVIII

(P. Teissier *Clin. de la Charité*, obs. XXVI.)

Tuberculose ultérieurement atténuée.— Rétrécissement mitral pur.

X..., trente-deux ans.

A. H. — Deux frères morts entre vingt et trente ans, de maladie inconnue.

A. P. — Depuis dix ans environ, rhumes fréquents avec expectoration abondante. Hémoptysies fréquentes, sueurs nocturnes.

Depuis un an seulement, dyspnée ; depuis cette époque, diminution très marquée de la toux et de l'expectoration (coïncidence très nette).

Etat actuel. — Cœur: Signes de sténose mitrale, rythme mitral complet.

Poumon : A droite en avant, skodisme, quelques râles sous-crépitants localisés aux sommets, mêmes signes en arrière.

A gauche, en arrière, fosse sus-épineuse, submatité avec perte d'élasticité, murmure vésiculaire diminué, vibrations thoraciques normales.

Déformation hippocratique des ongles.

CHAPITRE V

MANIFESTATIONS EXTRAPULMONAIRES DE LA TUBERCULOSE A FORME ATTÉNUÉE ET RÉTRÉCISSEMENT MITRAL PUR

Résumé : La tuberculose atténuée en concomitance avec le rétrécissement mitral pur peut se révéler sous forme de :

1° Tuberculose cutanée ;

2° Tuberculose articulaire.

De plus, coïncidant avec cette même cardiopathie, elle peut se manifester également sous forme de :

1° Chlorose (type chlorotique) ;

2° Scrofule (type scrofuleux).

En outre, dans le rétrécissement pulmonaire d'origine congénitale et fort probablement tuberculeuse (type dystrophique), on note une marche particulièrement lente et chronique de la bacillose, lorsqu'elle existe, malgré une grande prédisposition du poumon à contracter cette dernière maladie.

La tuberculose pulmonaire n'est pas la seule manifestation de la tuberculose qui puisse coexister avec la présence d'un rétrécissement mitral pur. C'est ainsi que M. Tripier écrit : « J'ai pu aussi faire des autopsies où j'ai trouvé en même temps que les lésions du cœur des altérations se rapportant à d'anciennes manifestations tuberculeuses du côté des poumons, des ganglions, des os, etc..., il me semble qu'on ne saurait refuser à ces cas d'endocardite l'origine tuberculeuse. »

Nous citons une observation de rétrécissement mitral pur coexistant avec des lésions de tuberculose locale: il s'agit d'un lupus.

Or, *a priori,* il ne vient à l'idée de personne de penser que cette lésion valvulaire puisse avoir une influence favorable quelconque sur une lésion périphérique déterminée par le bacille de Koch. Nous avons déjà eu plus haut l'occasion de voir que les expériences tentées pour entraver la marche d'une tumeur blanche par la ligature élastique d'une veine avaient été constamment suivies de résultats négatifs. Et, pour instituer ces expériences, on était sans aucun doute parti de cette idée formulée par certains auteurs que la stase veineuse était capable de s'opposer au développement du processus bacillaire. Or, chez la malade qui fait le sujet de l'observation XIX, nous voyons un lupus de la région nasale qui, en l'absence de tout traitement, présente une tendance manifeste à la guérison. Et pourtant, nous ne croyons pas que, dans le cas particulier, on puisse invoquer une influence quelconque venant de la cardiopathie.

Cette marche du lupus ne doit pas nous étonner, car l'infection qui préside à l'origine du lupus est le plus souvent une tuberculose atténuée. Ceci cadre bien avec ce fait que, chez les lupiques, la tuberculose viscérale qui, sans être exceptionnelle, n'est cependant pas très fréquente, a tendance à affecter une forme fibreuse à évolution très lente. On voit rarement de la granulie aiguë, de la méningite tuberculeuse, de la tuberculose péritonéale chez les lupiques, sauf chez les enfants où souvent le lupus est l'occasion d'une méningite tuberculeuse.

D'autre part, dans les cas de granulie viscérale, on ne

rencontre pas le lupus disséminé, discret; c'est le plus souvent une tuberculose miliaire aiguë de la peau, bien différente du lupus, et qui a tendance à évoluer vers la forme ulcéreuse.

OBSERVATION XIX

(P. Teissier, *Clin. de la Charité*, obs. XXV.)

Rétrécissement mitral pur. — Lupus. — Bronchites répétées.

Berthe M..., trente et un ans, janvier 1892.

Pas d'antécédents héréditaires.

A. P. — A toujours été d'une santé délicate.

Etouffements faciles dès l'enfance.

Régulièrement réglée à douze ans puis irrégulièrement.

A dix-sept ans, péritonite subaiguë, malade pendant trois mois.

Rhumes fréquents, de longue durée, avec expectoration abondante.

Depuis trois ans, amaigrissement, affaiblissement, dyspnée d'effort, toux.

Depuis quatre semaines, tousse de nouveau.

Examen: Lupus situé au niveau du nez.

Cœur : Signes nets de rétrécissement mitral pur.

Poumons : Quelques râles à la base droite.

Sort après amélioration.

La malade, revue depuis à plusieurs reprises, est à peu près guérie de son lupus. Le rétrécissement mitral pur persiste avec ses caractères.

Cette marche du lupus ne dépend pas, comme nous l'avons déjà dit, de la présence de la sténose mitrale. Nous croyons qu'il n'est qu'une explication admissible :

c'est l'atténuation originelle de la tuberculose qui a donné naissance en même temps au rétrécissement mitral et à la lésion lupique. Nous pourrions même dire que cette tuberculose locale n'est pour nous que l'expression, la traduction chez un sujet de la tuberculose maladie générale. A ce point de vue, on pourrait volontiers se ranger à l'opinion de Marfan pour qui : « La tuberculose est toujours, quelle que soit la légèreté de la manifestation locale, une maladie générale, *totius substantiæ*. Il n'y a donc pas de tuberculoses locales, mais une tuberculose maladie générale, ayant des manifestations plus ou moins atténuées. »

Dans une autre observation, il s'agit d'une femme âgée de cinquante-six ans, qui n'avait présenté jusqu'à ces dernières années aucune tare de tuberculose et qui, à l'occasion d'une chute sur le genou, vit se déclarer quelque temps après du côté de cette région un ensemble de symptômes caractéristiques d'une tuberculose articulaire. Il semble que chez cette malade, le rétrécissement mitral pur ait été la première détermination de l'infection tuberculeuse essentiellement atténuée dont elle était porteur, car il a fallu en outre un traumatisme du genou pour y produire une localisation de la bacillose. Il ne nous appartient pas de dire ici si la lésion articulaire est due au bacille de Koch lui-même ou à ses toxines ; il est regrettable toutefois que l'étude de l'évolution de sa lésion articulaire n'ait pas été poursuivie ultérieurement.

OBSERVATION XX

(Hoobs et Andérodias, *Courrier médical*, 1899.)

Rétrécissement mitral pur et tuberculose du genou chez une femme âgée.

Femme de cinquante-cinq ans.

Pas d'antécédents héréditaires, rougeole et coqueluche dans son enfance, sans autre affection sérieuse.

Réglée à quinze ans, mariée à dix-huit, elle a fait deux fausses couches de six et huit mois, précédées de chute des cheveux et des dents et de céphalalgie intense. Syphilis possible.

A vingt-huit ans non vaccinée, atteinte de variole, qui l'oblige à rester de longs mois sans travailler.

Il y a douze ans, alors âgée de quarante-quatre ans, apparaissent des essoufflements, des palpitations de cœur s'exagérant par une marche rapide, le port de lourdes charges, la montée des escaliers, tous signes que l'on peut rapporter à l'affection cardiaque pour laquelle elle est à l'hôpital. Pendant huit ans, son état reste stationnaire et ne nécessite pas le séjour au lit.

En février 1897, ressentant de vives douleurs à l'hypogastre et la dyspepsie étant plus vive, elle entre à l'hôpital, salle 4 .Les douleurs disparaissent rapidement pour faire place à une faiblesse assez accentuée des membres inférieurs. A la suite d'une chute sur le genou gauche, des douleurs violentes dans les jambes et les cuisses la retinrent six mois au lit. Un traitement électrique est alors appliqué, mais, au bout de quelques séances, la malade voit son genou gauche gonfler peu à peu, si lentement qu'elle n'attire dessus l'attention du médecin qu'il y a six mois environ (le gonflement avait débuté il y a vingt mois). M. le Dr Rondot, soupçonnant un début de tuberculose articulaire, fait appliquer une couronne de pointes de feu tout autour de la rotule, ainsi qu'un bandage légèrement compressif.

Cette malade est fortement amaigrie et débilitée.

L'examen du cœur nous démontre l'existence d'un rétrécissement mitral pur s'accompagnant (fait rare) d'un déplacement très considérable du ventricule gauche.

Du côté de l'aisselle, à l'auscultation, nous trouvons le rythme classique de Duroziez : souffle présystolique, roulement diastolique, dédoublement du second bruit. La lésion cardiaque a toujours étébien compensée. L'examen de l'appareil respiratoire, fait très soigneusement, ne dénote rien d'anormal; peut-être, en arrière et à droite, existerait-il une légère submatité avec respiration un peu rude. La malade n'expectorant pas, un examen des crachats n'a pu être pratiqué.

L'examen des autres viscères ne donne aucun résultat.

Du côté du genou gauche, on trouve tous les signes d'un épanchement articulaire d'origine certainement tuberculeuse, mais sans points douloureux du côté des os.

L'examen radiographique n'a montré aucune lésion osseuse et il est probable que la synoviale de l'article est seule atteinte.

La liquide ponctionné et inoculé au cobaye a confirmé le diagnostic de tuberculose.

Réflexion. — « On a donc affaire à une femme de cinquante-six ans qui n'a présenté jusqu'à ces dernières années aucune manifestation tuberculeuse. Le rétrécissement mitral semble avoir été le premier symptôme de l'affection bacillaire, car cette affection cardiaque ne peut être rapportée à la variole remontant à seize années et n'ayant laissé aucune trace. Cette tuberculose, tout d'abord latente, s'est localisée sur un second point, l'articulation du genou gauche, elle a alors évolué avec un minimum de troubles, les tuberculoses locales étant, en effet, au point de vue de leur virulence, des tuberculoses atténuées. »

Mais nous allons voir que les localisations périphériques de la bacillose ne sont pas les seules manifestations de la tuberculose atténuée coexistant avec le rétrécissement mitral pur. Cette dernière peut, en effet, se traduire, au point de vue héréditaire, sous différentes formes. Si donc, comme le fait très bien remarquer P. Teissier, nous examinons sur quel terrain se manifeste surtout cette endocardite qui donne naissance au rétrécissement mitral pur, nous voyons que c'est la plupart du temps sur un terrain chlorotique ou scrofuleux, ou chez des individus présentant du côté de leurs différents organes, des vices de conformation ou des anomalies de développement : toutes modalités de la tuberculose atténuée.

Pour ce qui concerne la chlorose, en effet, nous savons que Trousseau « la considère comme une marque de dégénérescence héréditaire, constituant une forme atténuée de tuberculose ». C'est pourquoi il fait de la chlorose chez les femmes qui en sont atteintes presque un état d'immunité contre la tuberculose: « Il n'en est pas moins vrai que l'état de débilité relative dans laquelle sont tenus ces malades semble être une sauvegarde contre l'explosion des accidents tuberculeux et, pour moi, plus je vieillis dans l'exercice de mon art, plus je demeure convaincu que dans la même famille où existe le principe tuberculeux, les femmes anémiques ou atteintes de quelque indisposition qui les tiennent dans un état de santé précaire payent leur dette héréditaire plus tard que celles dont la santé semble être la plus florissante. »

Pour Potain, la chlorose congénitale masque souvent la tuberculose héréditaire ; chlorose et tuberculose sont fréquentes dans la même famille.

Ces idées, toutefois, ne sont pas partagées par tous les auteurs. Pour M. Hayem : « Il serait erroné de voir dans la fréquence de l'hérédité tuberculeuse autre chose que le rapport qui existe entre deux maladies de déchéance. La chlorose frappe surtout les rejetons des races appauvries et l'hérédité tuberculeuse n'agit qu'en affaiblissant la race. C'est ainsi qu'il faut comprendre la parenté entre les deux maladies, parenté qui existe aussi avec d'autres maladies de la déchéance..... Il y a grande analogie entre le terrain préparé par l'hérédité pour la germination de la tuberculose et celui dans lequel se manifeste la chlorose. »

Et cependant, nous savons que M. Grancher, par les signes cliniques, et M. Brouardel, par les autopsies, ont montré des lésions de tuberculose chez presque toutes les chlorotiques ; mais, pour M. Hayem, « il s'agit d'une tuberculose pour ainsi dire endormie, d'une localisation pulmonaire analogue à l'adénite tuberculeuse torpide de l'enfance ».

Pour M. Marcel Labbé, la chlorose n'est pas une « entité morbide dans le déterminisme de laquelle la tuberculose n'intervient qu'à titre de cause prédisposante..... C'est un syndrome hémato-clinique provoqué par des causes diverses desquelles la tuberculose est la plus fréquente et la plus importante ». Dans les *Bulletins* et *Mémoires de la Société médicale des hôpitaux de Paris*, novembre 1904, cet auteur cite même une observation où « l'affection a revêtu le type clinique et hématologique classique de la chlorose et où les relations de cause à effet avec la tuberculose sont évidentes ». Chez la malade qui fait le sujet de cette observation, une poussée évolutive de tuberculose pulmonaire a développé secondairement le syndrome chlorotique. Ce dernier a été dans son évolution sous la dépendance directe de la tuberculose et le sang ne s'est réparé que quand la poussée de tuberculose a été arrêtée. Pour cet auteur, la tuberculose a été la cause, la chlorose a été l'effet. Ce qui prouve qu'ici nous sommes bien en présence d'une chlorose liée originellement à la tuberculose et que ce n'est pas seulement de la chloro-anémie tuberculeuse.

Du reste, les arguments invoqués en faveur des rapports étroits entre la chlorose et la tuberculose méritent de fixer notre attention.

Si l'on recherche minutieusement quelles peuvent être les causes d'une chlorose, on trouvera toujours une infection ou une intoxication et le plus souvent l'infection tuberculeuse comme maladie causale. Dans quelques cas cependant, hâtons-nous de le dire, il est très difficile de décéler la tuberculose dans ses débuts.

D'autre part, chez les chlorotiques en évolution, on peut très souvent déceler l'existence de la tuberculose.

De plus, il y a presque toujours de la tuberculose dans les antécédents personnels des chlorotiques.

Dans les antécédents héréditaires, il est très fréquent de trouver la tuberculose.

Très souvent, on trouve la chlorose dans les antécédents des tuberculeuses, aussi souvent que la pleurésie séro-fibrineuse.

Et cependant, M. Hayem déclare que « quand il y a eu

chlorose manifestée, elle se complique rarement de tuberculose. D'où la tuberculose secondaire est exceptionnelle quand la première atteinte de chlorose n'est pas accompagnée de manifestation tuberculeuse ».

Avec Trousseau, il répète que la chlorose, malgré la parenté qui la relie à la tuberculose, constitue un terrain peu favorable au développement de cette maladie.

D'autre part, ajoute-t-il, cette tuberculose secondaire, quand elle existe, a une bénignité relative dans ses formes : elle est limitée, torpide, à tendance fibreuse, curable ; les cas dans lesquels elle suit une marche aiguë ou subaiguë sont rares. « La chlorose confirmée ne peut donc pas être considérée comme créant une prédisposition à la phtisie pulmonaire, elle paraît même constituer un terrain peu favorable au développement des lésions tuberculeuses du poumon...; il y a une sorte d'antagonisme entre la phtisie pulmonaire et la chlorose franche. »

Ce que nous venons de dire de la chlorose peut s'appliquer également à la scrofule ; nous voyons, en effet, que, dans les observations de rétrécissement mitral pur, il n'est pas rare de relater chez les malades des accidents scrofuleux dans le jeune âge.

Or, pour certains auteurs, la scrofule ou *strume* n'est pas la tuberculose, mais « un terrain qui prédispose à certaines affections et qui leur donne, lorsqu'elles se sont développées, des allures tout à fait particulières. Pour d'autres médecins, scrofule est synonyme de tuberculose; le scrofuleux est un tuberculeux. C'est l'opinion soutenue par M. le professeur Grancher qui, dans ses travaux sur la scrofule, conclut en disant qu'il convient « de conserver le terme de scrofule pour désigner les affections tuberculeuses, les plus légères, habituellement curables ».

Nous savons que les lupus, les tumeurs blanches, les écrouelles sont considérées aujourd'hui comme des lésions tuberculeuses et « distinctes de la scrofule, car l'anatomie pathologique et la bactériologie ont démontré amplement leur nature bacillaire. Marfan ne pense pas que la scrofule soit un tempérament morbide qui prédispose aux tuberculoses locales, car d'abord si, chez les scrofuleux, les tuberculoses locales ne sont pas rares, par contre, la tuberculose pulmonaire est chez eux d'une grande rareté. Ce qu'on observe surtout chez les scrofuleux, c'est le lupus et les écrouelles qui sont des tuberculoses à évolution lente et qui sont d'une curabilité plus grande que d'autres manifestations bacillaires et de virulence très faible. On les désigne en clinique sous le nom de *scrofulo-tuberculoses*, et M. le professeur Arloing a démontré expérimentalement qu'entre le virus scrofulo-tuberculeux et le virus tuberculeux il y avait une différence au point de vue de la virulence. Celui-ci, en effet, est pathogène pour le cobaye et le lapin, tandis que celui-là n'infecte que le cobaye, tout en restant sans influence sur le lapin.

Qu'en conclure, sinon que les lésions scrofulo-tuberculeuses « sont la manifestation d'une bacillose atténuée et atténuée par le terrain sur lequel elles ont germé ». Le scrofuleux, quoique présentant du côté de la peau une grande facilité d'inoculation par le bacille de Koch, lui offre néanmoins une grande résistance, vu que chez lui les lésions produites par le virus « ont une évolution très lente, sont curables, peu infectantes, peu virulentes ».

Et, en effet, on observe que très rarement les scrofulo-tuberculeux meurent de tuberculose généralisée, que rarement les sujets porteurs de lupus ou d'adénite tuberculeuse en évolution depuis l'enfance contractent la phtisie. Et même, dans ce dernier cas, on voit cette phtisie qui, sous le nom de phtisie scrofuleuse, se fait remarquer par la lenteur extrême de son évolution. De plus, le nombre des scrofuleux qui, plus tard, contractent la phtisie, n'est pas considérable, bien qu'on ait prétendu le contraire. Déjà Portal, après Sylvius et Morton, admettait l'identité de nature des produits scrofuleux des ganglions et des produits tuberculeux des poumons et ajoutait que très souvent les lésions du poumon et les lésions superficielles ne coexistent pas.

En un mot, que cette scrofulo-tuberculose qui évolue très lentement et aboutit généralement à la guérison soit due à la faible virulence du bacille, comme le veut Arloing ou, au contraire, à leur petite quantité, comme le pense Nocard, il n'en est pas moins vrai qu'elle est, d'après ce que nous venons de voir plus haut, la manifestation d'une tuberculose atténuée. La non-généralisation, dans ce cas, provient donc de cette atténuation originelle, peut-être encore d'une vaccination lente de l'organisme qui se produirait à la longue, comme le pense Marfan.

La tuberculose peut encore se montrer sous sa forme héréditaire atténuée dans certains cas de malformations congénitales. C'est ainsi qu'il arrive quelquefois qu'à la naissance, certains descendants de tuberculeux présentent des rétrécissements de l'artère pulmonaire. Or, ce rétrécissement pulmonaire, nous pouvons le considérer comme étant un des stigmates de l'hérédité tuberculeuse.

Cette question a été particulièrement bien étudiée par Souhaut (thèse Paris, 1904). Cet auteur, en effet, a montré que la tuberculose qui produisait le rétrécissement mitral pur, pouvait tout aussi bien produire la sténose de l'artère pulmonaire. Leudet a montré également que la tuberculose n'était pas étrangère à la production du rétrécissement tricuspidien congénital. Du reste, cette action de la tuberculose produisant des arrêts de développement du système cardio-vasculaire est un fait bien connu depuis Virchow, Rokitansky, Lancereaux, Beneke. Cette influence ne se limite pas uniquement au système cardio-vasculaire, mais peut atteindre également les autres organes où elle produit des vices de conformation ou des arrêts de développement. En outre, il n'est pas rare de rencontrer des antécédents tuberculeux chez les sujets atteints de rétrécissement pulmonaire.

Or, les conditions réalisées par cette sténose pulmonaire sont particulièrement favorables à l'éclosion de la tuberculose ; tous les auteurs insistent, en effet, sur ce fait que la compression de l'artère pulmonaire produite par un anévrisme de l'aorte ou une tumeur du médiastin favorise le développement de la bacillose. Et pourtant, si on rassemble tous les cas de rétrécissements pulmonaires congénitaux chez les descendants des tuberculeux, on y voit que la tuberculose évolue en général d'une façon lente et chronique. De plus, chose peut-être étonnante, cette sténose pulmonaire « ne conduit pas fatalement à la tuberculose ; au contraire même : la longévité chez les sujets porteurs de cette lésion est souvent très grande ». Souhaut cite même dans sa thèse trois observations de rétrécissement pulmonaire probablement congénitaux et sans signe aucun de tuberculose, qui ont été compatibles avec une existence laborieuse et prolongée.

Cette façon de comprendre le rétrécissement pulmonaire était déjà connue de Hanot, qui le considérait comme une manifestation d'hérédité tuberculeuse hétéromorphe et l'assimilait au rétrécissement aortique congénital des chlorotiques. Pour lui, ce rétrécissement pulmonaire résume la totalité ou la plus grande partie de l'hérédité tuberculeuse. Ce ne serait plus alors une lésion qui serait « présomption de phtisie, mais d'immunité contre la phtisie ». A l'appui de ses assertions, il cite trois observations de malades issus de parents tuberculeux et dont deux ont eu dans leur enfance des accidents scrofuleux, tandis que dans la suite aucun n'a présenté le moindre trouble de l'appareil respiratoire. « L'aspect général était celui de la santé, plutôt celui de la vigueur. »

Comment devons-nous donc expliquer que chez ces malades la présence d'une lésion essentiellement favorable à l'éclosion de la bacillose ne soit suivie très souvent chez eux d'aucune lésion pulmonaire de cette nature ? Nous savons, et Mosny l'a fort bien indiqué, que beaucoup de rejetons de souche tuberculeuse, loin d'être prédisposés à la phtisie, se montraient au contraire dans une très large mesure réfractaires à ses atteintes. Hanot a été un des premiers à soutenir que l'évolution lente de la tuberculose chez les descendants des phtisiques porteurs de lésions dystrophiques d'ordre congénital était due à une sorte d'hérédo-immunité.

Nous avons vu également qu'avec la chlorose, la scrofule, il survenait rarement de la tuberculose évolutive aiguë, que cette dernière avait une évolution si lente, si torpide que les sujets semblaient avoir une véritable immunité à l'égard de la phtisie. Comme le disait Hanot, ces phtisiques « ne sont plus alors présomption de phtisie, mais d'immunité contre la phtisie ».

Les dystrophies para-tuberculeuses, malformations congénitales s'accompagnent, en effet, d'une résistance remarquable à l'infection bacillaire.

Sans prétendre, à l'aide de ces constatations, vouloir édifier une théorie de l'hérédo-immunité, nous pensons néanmoins que si, dans ces différents cas que nous venons d'énumérer, la tuberculose affecte une forme bénigne et évolue d'une façon extrêmement lente, ce n'est que par une atténuation originelle qu'on peut se l'expliquer.

C'est de cette façon que nous comprenons pourquoi dans la chlorose, dans la scrofule, coexistants avec un rétrécissement mitral pur, il y a des conditions défavorables à la germination du bacille de Koch ; pourquoi, chez les rejetons de phtisiques, le rétrécissement mitral pur semble s'opposer à l'évolution de la tuberculose. C'est un seul et même virus, atténué originellement, qui produit ces différentes modalités de la tuberculose : type chlorotique, type scrofuleux et type dystrophique.

CONCLUSIONS

I. Coexistant avec le rétrécissement mitral pur ou le précédant, nous trouvons toujours une forme de tuberculose éminemment bénigne, tant au point de vue de son évolution que de son pronostic : la tuberculose abortive.

II. Or, la coïncidence d'une tuberculose pulmonaire et d'une affection mitrale n'est pas un fait aussi rare qu'on a bien voulu le prétendre.

III. De plus, la présence d'une lésion mitrale n'est pas un obstacle absolu au développement de la tuberculose pulmonaire. Celle-ci peut très bien s'établir et évoluer dans un poumon congestionné par le fait de l'affection mitrale. L'hypérémie pulmonaire d'origine cardiaque ne pourra pas être invoquée pour expliquer les cas où la tuberculose aura revêtu une forme atténuée.

IV. Dans le rétrécissement de l'artère pulmonaire d'ordre congénital, où la mécanique circulatoire est cependant toute différente, il n'est pas rare de voir la tuberculose, lorsqu'elle existe, évoluer d'une façon chronique et très lente.

V. Si cette tuberculose pulmonaire revêt donc une forme aussi atténuée, elle ne le doit pas, selon nous, à la présence de la lésion mitrale, mais à la nature même du processus qui lui a donné naissance.

VI. Ce qui tend encore à le prouver, c'est qu'on trouve très fréquemment en concomitance avec la sténose mitrale pure la tuberculose atténuée, soit dans ses différentes localisations extra-pulmonaires (lupus, arthrite), soit dans ses différentes manifestations héréditaires (chlorose, scrofule).

VII. Le rétrécissement mitral pur nous paraît être plutôt le témoin que la cause de cette forme de bacillose atténuée : sa constatation est d'un bon pronostic pour la tuberculose pulmonaire.

INDEX BIBLIOGRAPHIQUE

AVIRAGNET, *in* Traité des maladies de l'enfance, par Grancher, Marfan, Comby, 1903.

BALLANTYNE, *in* Traité des maladies de l'enfance, par Grancher, Marfan, Comby, 1903.

BARBIER, Sur les phénomènes extrapulmonaires de la tuberculose à la période de germination (Bulletin médical, 2 mai 1903).

BARD, De la phtisie fibreuse chronique (thèse de Lyon, 1879).

— Des formes cliniques de la tuberculose pulmonaire (Congrès de Montpellier 1888).

BARIÉ, La tuberculose du cœur (Semaine médicale, 2 décembre 1896).

— Traité des maladies du cœur et de l'aorte, 1900.

BERNARD et SALOMON, Tuberculose expérimental de l'endocarde (Comptes rendus hebdomadaires des séances de la Société de biologie, 11 novembre 1904).

BILLARD, Tuberculose pulmonaire hémoptoïque à étapes éloignées (thèse de Paris, 1902-1903).

BRAILLON, Des lésions tuberculeuses de l'endocarde (Revue de la tuberculose, août 1894).

BRAILLON et JOUSSET, Septicémie et endocardite tuberculeuses primitives diagnostiquées pendant la vie (Bulletins et mémoires de la Société médicale des hôpitaux de Paris, 9 juillet 1903).

CAËNENS, Coïncidence de la tuberculose pulmonaire et des lésions du cœur. Antagonisme dans l'évolution simultanée des deux affections (thèse de Lyon, 1891-1892).

CAILLEUX, De la longue durée du rétrécissement mitral pur (thèse de Paris, 1897-1898).

CHAMBELLAND, Rhumatisme tuberculeux. De la fréquence des cardiopathies dans les tuberculoses médicales et dans les tuberculoses chirurgicales (th. de Lyon, 1902-1903).

CLARAC, Sur l'antagonisme de la tuberculose et du rhumatisme articulaire aigu (thèse de Paris, 1892-1893).

COCHEZ, Le rétrécissement mitral pur, congénital, familial et héréditaire (Bulletin médical, 1898).

CRÉMADELLS, Etiologie du rétrécissement mitral pur (thèse de Lyon, 1903-1904).

COULBEAUX, Rapports des affections cardiaques et de la tuberculose pulmonaire (thèse de Paris, 1879).

DANLOS et GILLET, Tuberculose pulmonaire ancienne ; régression de celle-ci après le développement d'un rétrécissement mitral (Bulletins et Mémoires de la Société médicale des hôpitaux de Paris, 1900, p. 1210-1213).

DENIS, thèse de Lyon, 1894.

DISSITON de GAZEL LARAMBERGUE, Essai sur le rétrécissement mitral pur (thèse de Paris, 1899-1900).

DREYFUS-BRISSAC, Gazette hebdomadaire, 1887.

DUCAMP, Nouvelle observation de lésion mitrale et de tuberculose pulmonaire (Montpellier médical, 1er octobre 1891).

DUROZIEZ, Du rétrécissement mitral pur (Archives générales de médecine, juillet et août 1877).

— Union médicale, 1879.

— Union médicale, 1885.

— Du rétrécissement mitral pur (Journal des Connaissances médicales pratiques, 1886).

— Etiologie du rétrécissement mitral pur (Union médicale, 1887).

— Traité clinique des maladies du cœur.

— Du rétrécissement mitral pur (Union médicale 1892).

FENWICK, Practitioner, 1891.

FOSSIER, De la tuberculose dans les affections du cœur gauche (thèse de Paris, 1898-1899).

FRAENKEL, Société de médecine interne de Berlin, 1895.

FROMMOLT, Archiv. der Heilkunde, 1875.

GILBERT (A.), *in* Traité de médecin de Charcot, Bouchard et Brissaud.

— Infantilisme et rétrécissement mitral (Société médicale des hôpitaux, 1898-1899).

GIOVANI, Le cœur chez les phtysiques (Gaz. med. de Torino, 1893).

GIRAUDEAU, Endocardite tuberculeuse et endocardite chez les tuberculeux (Bulletin médical, 24 juillet 1895).

— L'endocardite aiguë chez les cachectiques (Semaine médicale, 1894).

GRANCHER, Maladies de l'appareil respiratoire, Paris, 1890.

GRANCHER et HUTINEL, Article Phtisie du Dictionnaire Dechambre.

GUETSCHEL, La guérison de la tuberculose (thèse Lyon, 1902).

HAMEAU, Evolution de la phtisie (Société de médecine et de chirurgie de Bordeau, 19 janvier 1894).

HANOT, Sur le rétrécissement pulmonaire comme manifestation d'hérédité tuberculeuse (Gazette hebdomadaire, 1896).

HAYEM, Leçons cliniques sur les maladies du sang, article Chlorose.

HEFTLER, Etude sur les relations de la phtisie pulmonaire avec les maladies du cœur (thèse de Paris, 1886-1887).

HÉRARD, CORNIL et HANOT, La phtisie pulmonaire, 1888.

HUCHARD, Rétrécissement mitral et tuberculose pulmonaire (Bulletin médical, 13 mai 1894).

— Journal de médecine et de chirurgie pratiques, 1900.

— Traité des maladies du cœur et de l'aorte.

KIDD (P.), St Bartholomew's Hospital Reports 1887 (The Association of pulmonary tuberculosis with disease of the heart).

KLIPPEL et LECLERC, Rétrécissement mitral pur chez l'homme (Bulletins de la Société anatomique, 1897).

LABBÉ (M.), La chlorose tuberculeuse (Bulletins et Mémoires de la Société médicale des Hôpitaux de Paris, 1904).

HOOBS et ANDÉRODIAS, Rétrécissement mitral pur et tuberculose du genou chez une femme âgée (Courrier médical, 1899).

LAËNNEC, Traité de l'auscultation médiate, Paris, 1851.

LANDOUZY, Du rétrécissement mitral pur (Gazette des hôpitaux, 1884).

— Semaine médicale, 1891.

LANGLET, Article Lupus *in* La Pratique dermatologique de Besnier, Brocq, Jacquet.

LANNOIS, Sur un cas d'association de lésion du cœur et de la tuberculose (Revue de médecine, 1892, p. 830).

LAPEYRE, Etude sur les relations des lésions organiques du cœur gauche avec la tuberculose pulmonaire (thèse de Montpellier, 1890).

LÉPINE, Archives générales de médecine expérimentale, 1894

LÉPINE et BÉRARD, Endocardite et tuberculose (Mémoires de la Société des sciences médicales de Lyon, 25 avril 1894).

LEYDEN, Affections du cœur dans la tuberculose (Société de médecine interne de Berlin, 25 novembre 1895).

LION, France médicale, 1892.

LOUIS, Recherches anatomo-pathologiques et thérapeutiques sur la phtisie, 1876.

MANDOUL, thèse de Lyon, 1904-1905.

MARFAN, Article Tuberculose *in* Traité de médecine de Charcot Bouchard.

— De l'immunité conférée par la guérison d'une tuberculose locale pour la phtisie pulmonaire (Archives générales de médecine, 1886, p. 423 et 575).

MARTIN DURR, Quatorzième autopsie de rétrécissement mitral pur avec tuberculose ancienne guérie (Société anatomique, 23 février 1894, p. 187).

MARTINEAU, Les endocardites (thèse d'agrégation, 1864).

MAYET, Gazette médicale de Paris ,1883.

MEISENBURG, Sur la coexistence des maladies valvulaires du cœur et de la tuberculose pulmonaire (Zeitschrift fur Tuberkulose und Heilstättenwesen, 5 septembre 1902).

MERKLEN, Article Cœur du Traité de médecine et de thérapeutique de Brouardel et Gilbert, t. VI).

— Semaine médicale, 1892.

MOSNY, La descendance des tuberculeux (Revue de la tuberculose, 1900-1901).

MOUISSET et BARD, Tuberculose et endocardite (Mémoires et Comptes rendus de la Société des sciences médicales de Lyon, 1894).

ŒTTINGER et BRAILLON, Endocardite tuberculeuse primitive (Bulletins et Mémoires de la Société médicale des hôpitaux de Paris, 21 juillet 1904).

OTTO, L'antagonisme entre les lésions valvulaires du cœur et la phtisie pulmonaire (Arch. f. path. anat. und physiol. und f. Klinische medicin., I, p. 159).

PALIARD, Rétrécissement mitral léger. Tuberculose pulmonaire (Revue de médecine,.1891, p. 712).

PATELLA, Stenosi mitralica et tuberculosi pulmonare (Clin. med. Pisa, p. 73-78).

PAUL (Constantin), Mémoire sur le rétrécissement des orifices de l'artère pulmonaire (Bulletins et Mémoires de la Société médicale des hôpitaux de Paris, 1872).

PÉGURIER, De la prétendue immunité conférée par la guérison d'une tuberculose locale pour la phtisie pulmonaire (thèse de Lyon, 1891-1892).

PERROUD, Endocardite aiguë dans la granulie (Lyon médical, 1875).

PETER, L'antagonisme entre les maladies du cœur et la tuberculisation pulmonaire n'a rien d'absolu (Gazette des hôpitaux, 1875).

— Leçons de clinique médicale, 1879.

PIDOUX, Etudes générales et pratiques sur la phtisie, 1874.

POTAIN, Relations de la tuberculose avec le rétrécissement mitral (Journal de médecine et de chirurgie pratiques, 10 juin 1891)).

POTAIN, Le rétrécissement mitral et la tuberculose. Leçon clinique *in* Gazette hebdomadaire, 12 septembre 1891).)

— Union médicale, 1892, n° 54, p. 157.

— Leçon clinique (Semaine médicale, 7 septembre 1892, p. 353).

— Affection mitrale et tuberculose (Revue générale de clinique et de thérapeutique 29 novembre 1893, p. 753).

— Le rétrécissement tricuspidien d'origine tuberculeuse Médecine moderne, 9 janvier 1895).

— Leçon clinique (Gazette des hôpitaux, 30 novembre 1899).

— Rapports de la tuberculose et de la sclérose endomyocardique (Bulletin médical, 1900, p. 9-11).

— Rapports entre la tuberculose et les affections cardiaques (Journal de médecine et de chirurgie pratiques, 1900, p. 248-251).

QUIDET, Essai historique sur les indices du début de la tuberculose pulmonaire (thèse de Paris, 1897-1898).

QUINQUAUD, De la scrofule dans sese rapports avec la phtisie pulmonaire (thèse d'agrégation, 1883).

ROKITANSKY, Pathol. Anatom., 1855.

DE ROIG, Deux cas de rétrécissement mitral pur (Marseille médical, p. 139-144).

SÉE (G.), Gazette des Hôpitaux, 1889, p. 58.

SOUHAUT, Etude sur le rétrécissement pulmonaire dans ses rapports avec la tuberculose pulmonaire (thèse de Paris, 1901-1902).

SURMONT, Gazette des Hôpitaux, 1899, p. 830).

TEISSIER (B.), Rapports des lésions de l'artère pulmonaire avec la phtisie pulmonaire (Annales et Comptes rendus de la Société nationale de médecine de Lyon, 20 janvier 1879).

TEISSIER (P.), Cliniques médicales de la Charité, de Potain.

— Les lésions de l'endocarde chez les tuberculeux (thèse de Paris, 1893-1894).

TRAUBE, Deutsche Klinik, 1864.

TRIPIER, Note sur la coexistence apparente d'une maladie de cœur et de la phtisie pulmonaire (Lyon médical, 1879).

— Existence de l'endocardite tuberculeuse (Archives de médecine expérimentale, 1890, p. 381).

— Antagonisme des maladies du cœur et de la tuberculose (Traité d'anatomie pathologique générale, 1904, p. 586)

TROUSSEAU, Leçons cliniques, art. Chlorose, t. III.

WEILL, Traité clinique des maladies du cœur chez les enfants, 1895.

WURTZ, Le rétrécissement mitral pur (Manuel de médecine de Debove et Achard).

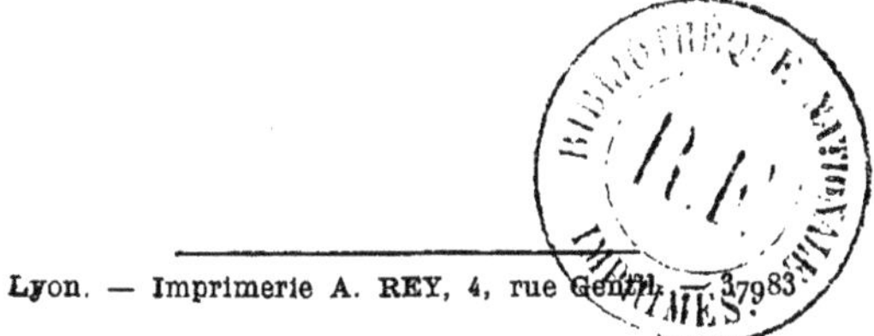

Lyon. — Imprimerie A. REY, 4, rue Gentil. — 37983

www.ingramcontent.com/pod-product-compliance
Ingram Content Group UK Ltd.
Pitfield, Milton Keynes, MK11 3LW, UK
UKHW021210220726
13924UKWH00003B/1438

9 782019 291761